Ratgeber Asthma bronchiale bei Kindern
und Jugendlichen

Karl Paul-Buck · Dietke Buck

Ratgeber Asthma bronchiale bei Kindern und Jugendlichen

4. Auflage

Mit Abbildungen von Armin Mayr

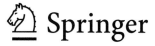

Karl Paul-Buck
Potsdam, Deutschland

Dietke Buck
Potsdam, Deutschland

ISBN 978-3-662-62445-6   ISBN 978-3-662-62446-3   (eBook)
https://doi.org/10.1007/978-3-662-62446-3

Die Deutsche Nationalbibliothek verzeichnet diese Publikation in der Deutschen Nationalbibliografie; detaillierte bibliografische Daten sind im Internet über http://dnb.d-nb.de abrufbar.

Einbandabbildung: Armin Mayr

Planung/Lektorat: Dr. Christine Lerche

Springer ist ein Imprint der eingetragenen Gesellschaft Springer-Verlag GmbH, DE und ist ein Teil von Springer Nature.
Die Anschrift der Gesellschaft ist: Heidelberger Platz 3, 14197 Berlin, Germany

Für unsere Töchter Aniki, Maylis und Floria

Vorwort und Hinweise zum Gebrauch

Asthma bronchiale ist die häufigste chronische Erkrankung im Kindesalter. Die Diagnose wird bei 5–10 % aller Kinder und Jugendlichen gestellt. Alle können ihr gewohntes Leben fortführen, vorausgesetzt, die Therapie entspricht dem aktuellen Stand der Medizin. Die Ärzte werden dazu Empfehlungen aussprechen, die alltägliche Durchführung liegt bei den Patienten. Schlüsselworte zum Therapieerfolg sind: Gemeinsame Entscheidungsfindung und Selbstmanagement. Beides setzt von Seiten der Eltern und mit zunehmendem Alter auch der Patienten selbst nicht nur Kompetenz in der Erkennung und Interpretation der Symptome, sondern auch Verständnis der Grundlagen der Therapie und ihrer Steuerung voraus. Weitgehend autonom treffen sie wichtige Entscheidungen vor Ort selbst. In der Sprechstunde oder bei den Patientenkursen („Schulungen") werden zwar Grundkenntnisse vermittelt, dennoch bleiben viele Fragen offen. Dieses Buch hat bereits in der Vergangenheit dazu beigetragen, die entstehende Lücke zu schließen. Es basiert auf den Erfahrungen in der Behandlung von Tausenden von Kindern mit Asthma bronchiale. Die Höhe der ersten drei mittlerweile vergriffenen Auflagen erreichte 80.000 Bücher. Wir haben das Buch überarbeitet und aktualisiert; es wurde nahezu neu geschrieben. Geblieben ist das Ziel, Interessierten Informationsquellen rasch und verständlich zu erschließen und damit umfassend zugänglich zu machen. Formal gliedert sich das Buch in einen Textteil, einen Vorlagen- und Tabellenteil sowie eine Stichwortsammlung. Inhaltlich konzentriert sich der Text auf 4 Schwerpunkte rund um Asthma:

- Asthma verstehen
- Asthma erkennen und diagnostizieren
- Asthma behandeln
- Mit Asthma leben

Wir wenden uns mit diesem Buch neben den Eltern und ihren betroffenen Kindern auch an Betreuer, Lehrer in Schulen, Mitarbeiter in Sportvereinen sowie Erzieher in Kindergärten. Um den Text weniger umständlich und kürzer zu gestalten, stehen Begriffe wie „Patientin" oder „Patient" „Ärztin" oder „Arzt" für Personen jederlei Geschlechts.

Dem Springer-Verlag danken wir für die rasche und großzügige Drucklegung. Die Illustrationen der ersten Auflagen von Herrn A. Mayr haben einen großen Anklang gefunden. Gerade weil sie teilweise historischen Charakter haben, haben wir uns den Spaß erlaubt, sie zu belassen. Herr Mayr hat sich im ▶ Abschn. 3.4. auch selbst dargestellt. Wir danken zahlreichen Freunden, Patienten, Kollegen und Mitarbeitern für Anregungen und Verbesserungsvorschläge und wünschen Ihnen bei der Lektüre und Anwendung viel Freude und Erfolg.

Dietke Buck
Potsdam, Deutschland

Karl Paul-Buck
Potsdam, Deutschland
im Februar 2022

Inhaltsverzeichnis

Über die Autoren

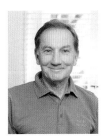

Karl Paul-Buck, Prof. Dr.
Prof. Dr. Karl Paul-Buck ist Kinder- und Jugendarzt, Lungenarzt, Kinderpneumologe und Allergologe. Nach der Ausbildung an der Universitätsklinik Heidelberg und einer Professur an der Charité, Berlin, ist er seit 2016 in Potsdam niedergelassen.

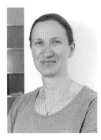

Dietke Buck, Dr. Dr.
Dr. Dr. Dietke Buck ist Kinder- und Jugendärztin und Biologin mit Schwerpunkt Immunologie. Nach der Ausbildung an der Charité, Berlin und am Hôpital Necker – Enfants Malades, Paris, ist sie seit 2020 in eigener Praxis in Potsdam tätig.

Grundlagen: Asthma verstehen

Inhaltsverzeichnis

© Springer-Verlag GmbH Deutschland, ein Teil von Springer Nature 2022
K. Paul-Buck, D. Buck, *Ratgeber Asthma bronchiale bei Kindern und Jugendlichen*,
https://doi.org/10.1007/978-3-662-62446-3_1

1

1.1 Wo und wie funktioniert die Atmung?

Ziel der Atmung ist die Bereitstellung von Sauerstoff zur Energiegewinnung in den Zellen des Körpers und die Entsorgung des Stoffwechselprodukts Kohlenstoff. Die Atemwege transportieren die Einatemluft mit 21 % Sauerstoff in die Lunge und umgekehrt Ausatemluft mit dem Kohlenstoff zu Mund und Nase. Wenn die Atemwege offen sind, entsteht kein Problem. Asthma bronchiale steht für eine Verengung der Atemwege. Betrachten wir daher den Ort des Geschehens näher.

1.1.1 „Bronchialbaum" und Lungenbläschen

Die oberen Atemwege reichen vom Mund und von der Nase bis zum Kehlkopf mit den Stimmbändern. Die danach folgenden Abschnitte werden als untere oder tiefe Atemwege bezeichnet. Die Luftröhre (Trachea) verzweigt sich wie ein Baum („Bronchialbaum"), der auf dem Kopf steht, ca. 15-mal in die aus den beiden Lungenflügeln gebildete Krone mit immer kleineren Verästelungen – den Bronchien und Bronchiolen. Asthma ist ein Problem der unteren Atemwege.

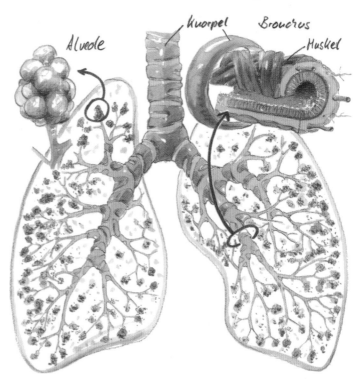

Die Bronchiolen münden in die Endstation des Luftstroms, die ca. 100 Mio. *Lungenbläschen* (Alveolen). Trotz des geringen Durchmessers einer Alveole von etwa 0,16 mm würden alle

Alveolen eines erwachsenen Menschen ausgebreitet etwa 80 m²
Fläche bedecken. Dies entspricht etwa der Ausdehnung eines
halben Tennisplatzes.

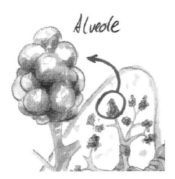

Wie in einem riesigen Hafen wird in den Alveolen Sauerstoff
aus den Luftwegen auf die roten Blutkörperchen umgeladen,
um im Kreislauf des Körpers weiter zum Herzen und von dort
zu allen Organen und ihren Zellen transportiert zu werden.
Die Kraftwerke der Zellen verbrennen Sauerstoff zur Energiegewinnung. Dabei entsteht als Abfallprodukt Kohlendioxid,
welches ins Blut abgegeben wird. In den Alveolen wird das
Kohlendioxid aus dem Blut in die Atemluft zum Abtransport
aus der Lunge freigesetzt. Das mit Sauerstoff beladene Blut ist
hellrot, das sauerstoffarme Blut dunkel.

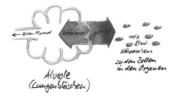

Die Wand des Bronchialbaums bilden Knorpelspangen sowie
ring- beziehungsweise geflechtförmig angeordnete Muskel-
fasern. Dieser Aufbau verleiht Stabilität und Geschmeidigkeit.

Innen sind die Luftwege mit einem schützenden Belag, der
Schleimhaut, ausgekleidet. Die Schleimhaut besitzt auf ihrer
inneren Oberfläche eine automatische Reinigungs- und Spül-
vorrichtung in Form von schleimproduzierenden Drüsen und
Flimmerhärchen: Diese Flimmerhärchen oder Zilien schlagen
in eine Richtung mit einer bestimmten Frequenz – ca. 10 Hz
bzw. Schläge/Sekunde (s). Die mit der Atemluft eingedrungenen
Teilchen werden wie auf einem Förderband aus der Lunge in
die Richtung des Mundes bewegt, dort verschluckt oder ab-
gehustet.

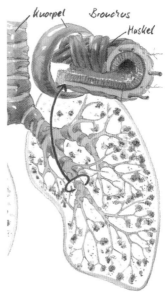

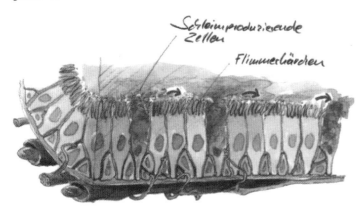

1

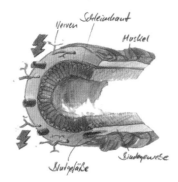

Unter der Schleimhaut, im Binde- und Stützgewebe, liegen wie Kabel die Blutgefäße und Nerven. Nerven gehören zum Kommunikationssystem des Körpers. Sie vermitteln z. B. den Hustenreflex. Dieser tritt ein, wenn die Flimmerhärchen ihr Pensum nicht bewältigen. Husten trägt dazu bei, eingedrungene Partikel, Staub, Bakterien und Schleim mit einem Schlag aus den Atemwegen zu schleudern. In den kleinen Blutgefäßen schwimmen weiße Blutkörperchen, die Abwehraufgaben gegenüber Erregern oder Fremdstoffen wahrnehmen und an Entzündungsvorgängen beteiligt sind.

> Aufbau der Atemwege (Bronchien) von innen nach außen
> — Schleimhaut mit Schleimdrüsen und Flimmerhärchen
> — Bindegewebe mit Nerven und Blutgefäßen
> — Glatte, ringförmig angeordnete Muskulatur
> — Flexible Knorpelspangen

1.1.2 Einatmen und Ausatmen

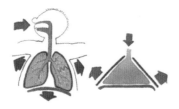

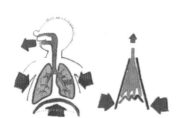

Die Motoren der Atmung sind das Zwerchfell sowie die Muskeln des Halses und des Brustkorbs. Bei der Einatmung vergrößern und erweitern sie den Brustkorb. Die Atemwege dehnen sich ebenfalls, sodass wie bei einem Blasebalg ein Sog entsteht. Die sauerstoffhaltige Luft strömt daraufhin bis in die Alveolen. Durch die Erweiterung des Brustkorbs werden die elastischen Fasern der Lunge wie bei einer Ziehharmonika gedehnt.

Bei der Ausatmung entspannen sich die Atemmuskeln und die Lunge zieht sich unter dem Einfluss elastischer Kräfte zusammen. Die „verbrauchte" sauerstoffarme und kohlenstoffhaltige Luft strömt zum Mund und entweicht.

Dies beendet die Ausatmung. Der Atemzyklus wiederholt sich je nach Lebensalter 15- bis 30-mal pro Minute, also mehr als 1500-mal in der Stunde, 35.000-mal am Tag. Die Atemfrequenz ist altersabhängig. Je älter der Mensch wird, desto langsamer atmet er. Die durchschnittliche Atemfrequenz beträgt in Ruhe bei Neugeborenen 40–45, bei Säuglingen 30–40, bei Kleinkindern 20–30, bei Schulkindern 16–25, bei Erwachsenen 12–18 pro Minute. Beschleunigte Atmung in Ruhe ist ein wichtiges Krankheitszeichen. In der Regel atmet der Mensch umso schneller, je mehr Sauerstoff er benötigt. Dass der Atemrhythmus Bände spricht, ist bekannt: Nicht zuletzt sind viele bildliche Vorstellungen damit verknüpft. Einatmung und Inspiration sind gleichbedeutend. In der Sprache ist die Einatmung vermehrt mit positiven Gefühlen verbunden: Musik, Kunst, freudige Erlebnisse wirken inspirierend, man haucht Leben ein. Allerdings: Manche Formen der Einatmung können auch Ausdruck von „Atemnot" sein, man denke nur an den Begriff „nach Luft schnappen". Oder eine tiefe Einatmung wird als Zeichen der Langeweile interpretiert wie beim Gähnen. Auch eine Atempause kann Bände sprechen, wenn wir die Luft anhalten oder z. B. „der Atem stockt". Im Extremfall ist man kurzatmig, außer Atem oder sogar atemlos. Spricht man von der Exspiration, ist die Ausatmung gemeint. Die Ausatmung ist eher mit negativen Dingen assoziiert: Man haucht das Leben aus.

1.2 Was passiert beim Asthma in der Lunge?

Die Schlüsselmerkmale oder Symptome des Asthma bronchiale sind:
- Pfeifende Atemgeräusche
- Engegefühl im Brustkorb
- Erschwerte Atmung bis hin zur Luftnot
- Husten

Alle Symptome haben ihren Ursprung in Entzündungsvorgängen der Bronchialwand. Die einzelnen Schritte werden ständig weiter analysiert – ein heißes Thema in der Forschung. Es interessiert besonders, warum Menschen so unterschiedlich reagieren. Man weiß, dass es ganz verschiedene Gründe dafür gibt und die Entzündungsvorgänge an zahlreichen Stellen aus dem Ruder laufen können.

Unabhängig von der konkreten Schadensursache bildet fast immer eine Reizung der Atemwege den Ausgangspunkt: Der Belag der Luftwege wird beschädigt und „angegriffen". Entzündungszellen treten auf den Plan und mischen sich ein. Es werden schädigende körpereigene Botenstoffe freigesetzt. Solche Botenstoffe heißen Histamin, Leukotriene oder auch Interleukine. Wenn die Botenstoffe das passende Schloss auf den Zellen finden, können sie
- Eine Verkrampfung der Bronchialmuskulatur auslösen
- Für die Produktion besonders zähen, klebrigen Schleims sorgen
- Zur Schwellung der Schleimhaut und Verdickung der Bronchialwand führen
- Nervenendigungen in der Bronchialschleimhaut erregen
- Weitere Entzündungszellen (weiße Blutkörperchen) anlocken

1

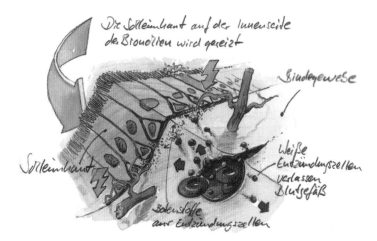

Damit entsteht ein Teufelskreis. Bei Patienten mit Asthma bronchiale sind in der Wand der Bronchien mehr Entzündungszellen anzutreffen als bei Gesunden. Sie sind aktiver. Die Schleimhaut ist reizbarer. Die Nerven gehen schneller „auf Sendung". Die Bronchialmuskulatur steht unter Spannung und reagiert in kürzester Zeit mit einer deutlichen Verengung: Die Bronchien sind überempfindlich und übererregbar.

Veränderungen der Atemwege (Bronchien) beim Asthma
— Entzündung (Bronchitis, Schleimhautschwellung, zäher Schleim)
— Anfallsartige oder chronische Verengung (auch Spasmus oder Obstruktion genannt)
— Überempfindlichkeit gegenüber verschiedenen Auslöserreizen (auch Hyperreagibilität genannt)

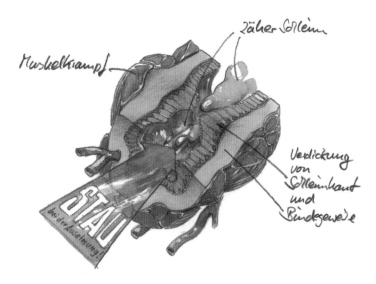

1.2.1 Wie äußern sich die Beschwerden zu Beginn?

Zu Beginn der Beschwerden stehen indirekte, unspezifische und unspektakuläre Zeichen des Asthma bronchiale im Vordergrund:
- Verlängerte Erholungsphase nach Infekten
- Rasche Ermüdbarkeit
- Mangelnde Belastbarkeit

Meist jedoch stehen Hustenanfälle im Vordergrund, anfangs vielleicht sogar nur bei körperlicher Belastung, mit oder ohne Schleimbildung, oder es tritt ein Druckgefühl im Brustkorb bei längerem Laufen (z.B. bei 800 m) auf. Es kann sein, dass dies vom Patienten noch nicht richtig eingeordnet wird. Bei der Einatmung erweitern sich die Atemwege noch regelrecht. Die Ausatmung ist häufig bereits behindert, der Atemstrom wird gebremst. Die Verlangsamung der Luftströmung bzw. Luftbremse kann mit Lungenfunktionsgeräten entdeckt werden. Beim Vollbild des Asthmas entstehen besonders bei der Ausatmung hochfrequente Geräusche, Giemen, Brummen oder Pfeifen genannt.

1.2.2 Welche Zeichen sind typisch für einen Asthmaanfall?

Beim Vollbild eines Asthmaanfalls wird die Atmung schnell und angestrengt. Die Ausatemgeräusche werden lauter und weisen typische Asthmazeichen auf: „Pfeifen", „Giemen" oder „Keuchen" ist zuerst mit dem Hörrohr (Stethoskop), später mit dem bloßen Ohr wahrnehmbar. An den Engstellen ruft zäher Schleim ein „Rasseln" hervor. Manchmal wird Asthma wegen dieser Geräusche mit einer Lungenentzündung verwechselt. Zur Unterscheidung: Beim Asthma sind sie fast immer beidseitig, bei der Lungenentzündung meist einseitig. Die „Verschleimung" ist nicht die Ursache, sondern eine Folge des Asthma bronchiale.

1.2.3 Wie entsteht die Atemnot bei einem Asthmaanfall?

- Infolge der immer schnelleren Atmung wird mehr Sauerstoff verbraucht und mehr Kohlenstoff produziert.
- Die Lunge kann sich nicht mehr zusammenziehen – der gesamte Brustkorb erscheint überbläht – die Atembewegungen sind erschwert.
- Bei unvollständiger Ausatmung staut sich verbrauchte Luft in den Lungenbläschen.

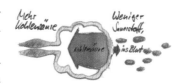

1

- Die roten Blutkörperchen können nicht ausreichend mit Sauerstoff beladen werden.
- Es entsteht Sauerstoffmangel.
- Der Patient konzentriert alle Energie auf das Atmen allein – die Atemmuskulatur ist in stärkstem Maße angestrengt.

Das Kind empfindet nach Anstrengung Atemnot und auch ein Engegefühl im Brustkorb. Ihm geht die Puste aus. Es zieht die Schultern hoch: Man kann die angespannten Atemmuskeln in den Räumen zwischen den Rippen erkennen. Die Farbe der Schleimhäute, der Lippen und der Fingernägel kann ins Bläuliche wechseln. Es entsteht Unruhe.

Der Zeitraum zwischen den ersten Zeichen eines Asthmaanfalls bis zur Atemnot kann sich von Minuten bis zu Tagen erstrecken. Asthmabeschwerden können in jeder Phase zur Ruhe kommen oder unterbrochen werden. Es gibt wirkungsvolle Möglichkeiten, Beschwerden vorzubeugen, eine Verschlechterung rechtzeitig zu erkennen und Atemnot zu verhindern (► Abschn. 4.1).

Typische Zeichen des Asthma bronchiale (müssen nicht immer alle auftreten)
- Husten, z. B. nachts (auch ohne Infekt) und bei Belastung
- Atemgeräusche: Pfeifen („Giemen"), Brummen und Rasseln, vor allem bei der Ausatmung
- Engegefühl im Brustkorb
- Kurzatmigkeit und schnelle Atmung
- Erschwerte Atmung
- Schwierigkeit beim Ausatmen
- Hochziehen der Schultern
- Überblähung des Brustkorbs

Typische Zeichen des schweren Asthmaanfalls (sollte möglichst vermieden werden)
- Blaue Lippen
- Atemnot
- Unfähigkeit, zu laufen oder zu sprechen

1.3   Auslöser von Asthmabeschwerden

Wir haben bisher die Besonderheiten der Reaktion der Lunge und der Bronchien bei Asthmapatienten betrachtet. Nun zu dem Thema, welche Dinge unserer täglichen Umgebung Asthma auslösen können. Die wichtigsten sind:

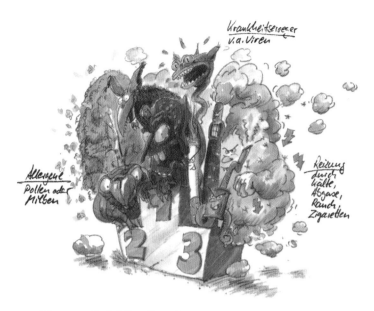

- Allergene (bei Allergikern)
- Infekte (Erkältungskrankheiten)
- Psychische „Belastungen"
- Körperliche Anstrengungen
- Physikalische oder chemische Reize (Rauch, Wetter, Umwelt)

Wir wollen diese im Folgenden erläutern.

1.3.1 Allergien als Asthmaauslöser

Allergien spielen eine Schlüsselrolle beim kindlichen Asthma bronchiale. Allergie bedeutet Überempfindlichkeit: Gemeint ist eine überschießende und fehlgesteuerte Abwehrreaktion gegen bestimmte körperfremde Stoffe, die man *Allergene* nennt. Wir erläutern kurz die Entstehung einer Allergie.

Allergische Sensibilisierung

Der erste Schritt zu einer Allergie ist die allergische Sensibilisierung: Bei 40 % aller Kinder, Jugendlichen und Heranwachsenden sind allergische Sensibilisierungen nachweisbar. Man erkennt sie an den charakteristischen IgE-Antikörpern. Antikörper sind aus körpereigenen Eiweißen aufgebaut und spielen eine große Rolle in der Abwehr. Daher rührt der Begriff Immunglobuline (Ig). Sie schwimmen im Blut und gelangen zur Haut und den Schleimhäuten. Immunglobuline der Klasse E richten sich gegen Würmer und Parasiten, im Falle der allergischen Fehlsteuerung aber spezifisch gegen bestimmte Allergene. Alle Menschen produzieren IgE-Antikörper. Personen mit Neigung zu Allergien bilden jedoch – aus bislang un-

1

geklärter Ursache – mehr und schneller IgE-Antikörper, diese sind länger im Blut nachweisbar und richten sich ganz spezifisch gegen bestimmte Allergene. Allergene sind sonst harmlose Stoffe unserer täglichen Umgebung. Warum der Körper sie als Allergene wahrnimmt bzw. mit einer Sensibilisierung reagiert, ist unklar. Die Neigung, Allergien zu entwickeln nennt man Atopie. Sie ist angeboren. IgE-Antikörper entstehen bei Atopikern bei Kontakt mit dem später in der Entwicklung als Allergen zu bezeichnenden Stoff im Verlauf von Wochen, Monaten oder Jahren. Diese Sensibilisierung ist abhängig von einer Reihe von begleitenden Faktoren. So sind Kinder, die auf einem Bauernhof aufwachsen, seltener sensibilisiert als Stadtkinder. Es gibt offensichtlich auch ein „Zeitfenster" der Sensibilisierung, d. h. das Immunsystem des Atopikers kann den gleichen Stoff zu unterschiedlichen Zeitpunkten seiner Entwicklung als Allergen oder auch nicht als Allergen wahrnehmen. Einige der Einflussfaktoren werden auch kontrovers diskutiert – wie z. B. Infekte.

Die Wahrscheinlichkeit, eine allergische Erkrankung zu entwickeln, beträgt:

Kein Elternteil hat eine Atopie	5–15 %
Ein Elternteil betroffen	20–40 %
Ein Geschwister betroffen	25–35 %
Beide Eltern betroffen	40–60 %
Beide Eltern dieselbe allergische Erkrankung	60–80 %

Allergische Entzündung

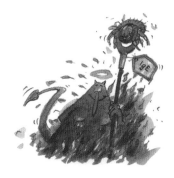

Allergene sind gewöhnlich mit dem bloßen Auge nicht sichtbar. An Grenzflächen wie Schleimhäuten gelangen sie bei sensibilisierten Personen in Kontakt mit den spezifischen, neu gebildeten IgE-Antikörpern, die meist auf dem Blutweg dahin gelangt sind. Jeder Antikörper passt – abgesehen von Kreuzallergien – nur auf ein Allergen. IgE-Antikörper erkennen die Allergene daher wieder. Innerhalb kurzer Zeit können sich Haut und Schleimhäute allergisch entzünden: Juckreiz, Rötung, Schleimbildung und Schwellung treten auf. IgE-Antikörper aktivieren blut- und gewebeständige Entzündungszellen (z. B. die Eosinophilen) zur Freisetzung weiterer entzündungsfördernder

Botenstoffe. Dies ist gleich bei allen allergischen Erkrankungen des Kindesalters: Neben dem Asthma beim Heuschnupfen, der Nesselsucht oder auch der Überempfindlichkeit gegenüber Insektengift. Auch die Neurodermitis (atopische Dermatitis oder endogenes Ekzem) wird teilweise durch IgE-Antikörper vermittelt. Man kann die akute oder chronische allergische Entzündung unterscheiden. Wie die chronische – vor allem eosinophile allergische Entzündung – im Bereich der Atemwege durch die Bestimmung des ausgeatmeten Stickstoffmonoxids (FeNO) erfasst werden kann, werden wir im ▶ Abschn. 2.1.6. sehen.

Allergische Reaktion

In der Regel entstehen allergische Reaktionen in der Lunge durch Inhalation. Wenn allergische Kinder Allergene einatmen, werden diese von körpereigenen Abwehrzellen erkannt: Entzündungszellen werden aktiviert, Botenstoffe freigesetzt und es geht los mit Husten, Schleimbildung, Verengung. Die Zeitdauer zwischen Kontakt mit Allergenen bis zum Auftreten der asthmatischen Reaktion reicht von Minuten („Frühreaktion") bis zu Stunden („Spätreaktion"). Die Beschwerdedauer ist unterschiedlich lang. Dies hängt von vielen Dingen ab, wie z. B. von einer vorbestehenden „eosinophilen" Entzündung. Diese wird durch FeNO gemessen. Durch die Entzündung und den folgenden Reizzustand führen in der Folgezeit (Tage bis Wochen) auch andere Auslöser leichter zu Beschwerden. Eine besonders schwere Form der durch IgE-Antikörper vermittelten akuten Allergie stellt der sog. allergische Schock (Anaphylaxie) dar. Auslöser sind im Kindesalter meist Nahrungsmittel, Insektenstiche oder Arzneimittel (z. B. bei der Hyposensibilisierung). Hier entstehen Symptome nicht nur an einem Organ, sondern an mehreren gleichzeitig. Die schwerste Komplikation im Rahmen eines solchen Schocks ist neben dem Kreislaufversagen der Asthmaanfall. Dies ist im ▶ Abschn. 4.3 nachzulesen.

> **Wichtig**
> - Atopiker neigen zu einer allergischen Sensibilisierung, d. h. Bildung von IgE-Antikörpern gegen Stoffe der täglichen Umgebung.
> - IgE-Antikörper in der Schleimhaut lösen bei Kontakt mit dem Allergen eine Entzündung aus, die sich z. B. in Haut-

1

rötung, Schleimhautschwellung, Niesen, Hustenreiz, Engegefühl, Pfeifen und Luftnot äußert.

- Wenn diese allergische Reaktion innerhalb von Minuten abläuft, nennt man sie *Sofortreaktion.*
- Entwickelt sich eine allergische Reaktion nach Stunden und Tagen, nennt man sie *verzögerte* oder *Spätreaktion.*
- Die chronische allergische Entzündung im Bereich der Atemwege lässt sich durch FeNO nachweisen und stellt die Basis dar für eine langanhaltende bronchiale Hyper-reagibilität.

Atopie und allergische Erkrankungen

Atopie ist eine angeborene Veranlagung, Allergien zu entwickeln. Die Manifestation hängt von zusätzlichen Faktoren – unter anderem der Umwelt – ab. Gegenwärtiger Stand in Deutschland: Heuschnupfen betrifft etwa 10–20 % aller Kinder, Asthma bronchiale 5–10 %, Nesselsucht 0–5 %, Nahrungsmittelallergie 2 %, Anaphylaxie (allergischer Schock) weniger als 1 %, Neurodermitis 5–10 %.

Allergische Erkrankungen des Kindesalters
- Heuschnupfen
- Asthma bronchiale
- Nesselsucht
- Magen-Darm-Erkrankungen (Nahrungsmittelallergien)
- Allergischer Schock
- Atopische Dermatitis (Neurodermitis, atopisches Ekzem)

Die häufigsten Allergene

Die häufigsten Allergene mit Einfluss auf das Asthma im Kindesalter stammen von Hausstaubmilben, Pollen und Haustieren. Nahrungsmittel können in bis zu 30 % der Fälle an der Auslösung von Nesselsucht und Neurodermitis beteiligt sein und führen selten – im Rahmen der sog. Anaphylaxie – zu Asthma. Das Erkennen von Allergien, ihre Therapie und die Vermeidung werden später dargestellt.

Allergene mit der größten Bedeutung für das kindliche Asthma bronchiale
- (Kot der) Hausstaubmilbe
- Pollen
- Tierhaare und -schuppen
- Schimmelpilze
- Nahrungsmittel

Im frühen Alter spielen vor allem Hausstaubmilben eine große Rolle. Später treten Pollen und Tierhaare hinzu.

Hausstaubmilben

Hausstaubmilben sind überall dort anzutreffen, wo Menschen und Tiere leben. Sie ernähren sich bevorzugt von deren abgeschilferten Hautschuppen. Die Schuppen eines Menschen ernähren 1 Mio. Milben. Die Milben leben an feuchtwarmen Orten, wo sie sich massenhaft vermehren. Ideale Lebensbedingungen herrschen in Betten. Von dort aus werden das gesamte Schlafzimmer und der Wohnraum besiedelt.

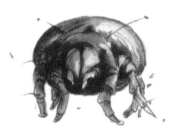

Die Allergie wird vor allem durch Stoffe, die in den Kotbällchen der Milben enthalten sind, ausgelöst. Nach dem Einatmen der Kotbällchenbestandteile werden Stoffe freigesetzt, die beim Allergiepatienten eine heftige Abwehrreaktion auslösen. Häufige Beschwerden sind Schnupfen, Husten und Atemnot, wobei letztere typische Asthmazeichen sind. Sie treten bei Kindern und Erwachsenen oft bereits an erster Stelle auf. Im Krankheitsverlauf kommt es schließlich durch die anhaltende Reizung der Atemwege zu Entzündungsprozessen.

Pollen als Allergene

Bei Pollenallergikern wird der „Heuschnupfen", die Bindehautentzündung oder das Asthma durch den Blütenstaub bestimmter Bäume und/oder Sträucher ausgelöst. Die Pollen von Birke, Erle und Hasel, den sog. Frühblühern, ist bei besonders vielen Patienten für die Allergie verantwortlich. Die kleinen Pollenkörner werden durch den Wind bis zu 500 km weit getragen und sind somit fast überall anzutreffen. Sie sind kaum zu vermeiden. Sie werden an der Kleidung in die Wohnung getragen, hängen an den Haaren. Eine weitere Allergenquelle sind Gräser- und Roggenpollen. Sie blühen vom Früh- bis Mittsommer. Bei Gräsern muss von einer weit verbreiteten Kreuzreaktivität ausgegangen werden, die zu Kreuzallergien führt. Wir werden darauf in ▶ Abschn. 4.3 näher eingehen. Die Pollenallergie kann auch durch den Blütenstaub bestimmter Kräuter ausgelöst werden, z. B. Beifuß und Spitzwegerich. Man findet die Kräuter an fast allen Wegrändern und auf brachliegenden Flächen. Brauchbare Informationen kann man über Polleninformationsdienste erhalten. Sie sind in der Lage darüber Auskunft zu geben, welche Allergene zur gegebenen Zeit in welcher Konzentration an welchem Ort im Umlauf sind.

Tierhaare und Tierschuppen als Allergene

Auch Tierhaare und Tierschuppen können Allergene sein. In diesem Falle wird die Allergie durch Substanzen ausgelöst, die von Haustieren produziert werden. Meist sind dies Stoffe aus der Haut oder den Speicheldrüsen der Tiere. Diese haften an den Haaren und finden sich schließlich im Staub oder im Schwebstaub wieder. Die Haare verfangen sich in der Kleidung und werden dadurch z. B. auch in Schulen und öffentlichen Verkehrsmitteln verbreitet. Sie sind deshalb fast überall anzutreffen. Am häufigsten sind allergische Reaktionen auf Katzen.

1

Aber auch Hunde, Pferde, Meerschweinchen, Hamster, Kaninchen, Mäuse, Ratten oder Rinder können die Auslöser sein. Zusätzlich gibt es Allergien gegen die Federn verschiedener Vögel. Die ersten Anzeichen einer Allergie sind gerötete Augen sowie Fließschnupfen mit Jucken und Niesen. Bei anhaltendem Kontakt zu dem Tier können die Beschwerden zunehmen. Katzenallergiker können beispielsweise innerhalb weniger Jahre ein Asthma bronchiale entwickeln. Bei Besitzern von Meerschweinchen ist diese Entwicklung bereits im Verlauf eines Jahres möglich.

Schimmelpilze als Allergene

Schimmelpilze kann man auf Lebensmitteln, an Tapeten, schlecht gereinigten Kühlschränken und in allen feuchten Ecken des Hauses entdecken. Aber auch im Freien kann man ihnen begegnen: Erde, Komposthaufen, verwitterndes Holz sind z. B. ein Eldorado für Schimmelpilze wie Alternaria alternata. Allgemein gesprochen bestehen Schimmelpilze aus einem Geflecht nur mit dem Mikroskop sichtbarer kleiner Fäden. Sie bilden zur Vermehrung Sporen aus. Ähnlich dem Pollenflug bei Pflanzen gibt es bei den Pilzen den Sporenflug. Die Sporen sowie Bruchstücke des Pilzgeflechts gelangen über die Luft in unsere Atemwege. Dort setzen sie Substanzen frei, die beim Allergiepatienten eine heftige allergische Reaktion auslösen.

Weitere Inhalationsallergene

Weitere Inhalationsallergene haben insbesondere in der Arbeitsmedizin Bedeutung. Auch einige chemische Substanzen (wie Formaldehyd) können zu IgE-vermittelten Reaktionen führen. Meist führen chemische Reize wie Farben, Klebstoff oder Chlor aber zu toxisch-irritativen Reizungen.

Nahrungsmittelallergene

Bei manchen Menschen reagiert der Körper auf den Verzehr bestimmter Nahrungsmittel mit einer heftigen allergischen Reaktion. Die häufigsten Beschwerden bei einer Nahrungsmittelallergie sind Hautausschläge (Nesselfieber), Lippenschwellung, Augenliderschwellung, Augenjucken, Bauchschmerzen, Durchfall, Erbrechen sowie Husten und Atemnot. Es ist zu berücksichtigen, dass in manchen Fällen auch die Zubereitung eine Rolle spielt. Viele Gemüsesorten beispielsweise enthalten Allergieauslöser, die ihre Wirkung nach dem Kochen verlieren. Im Rahmen der Anaphylaxie stehen Baum- und Erdnüsse, Eier und Fische im Vordergrund. Ein schwerer allergischer Schock verläuft unbehandelt schlimmer, wenn ein Kind an Asthma leidet.

■ **Milch als Allergen**

Die Milchallergie betrifft vor allem die ersten 3 Lebensjahre. Der Einfluss auf die Neurodermitis ist größer als auf das Asthma. Häufig tritt eine spontane Besserung ein. Antikörper können noch nach Ende der Krankheit nachweisbar sein.

- **Hühnerei als Allergen**

Auch die Hühnereiweißallergie ist in der Vorschulzeit besonders ausgeprägt. Bei der allergenen Potenz spielt die Zubereitung (gekocht, roh, gebraten) eine Rolle, da sich die Oberfläche eines Allergens dadurch ändert.

- **„Nüsse" als Allergene**

Es werden Baumnüsse und Erdnüsse unterschieden. Letztere sind botanisch gesehen Hülsenfrüchte. Beide können eine hohe allergene Potenz besitzen, d. h. schon in kleinen Mengen zu einem schweren allergischen Schock – der Anaphylaxie – mit einem schwersten Asthmaanfall führen. Häufiger sind Unverträglichkeiten im Bereich des Mundes: Juckreiz, Kribbeln, Rötung, Schwellung. Auch leichtere systemische (auf den ganzen Körper bezogene) Reaktionen kommen vor, beispielsweise in Form der Nesselsucht. Bei der Unterscheidung zwischen Kreuzallergien und „echten" Nuss- oder Erdnussallergien kann die molekulare Allergiediagnostik hilfreich sein.

- **Fische und Schalentiere**

Fische und Schalentiere können Allergene sein: Eine Sensibilisierung gegen Fisch ist häufig hartnäckig und wird durch das Erwachsenwerden nicht abgeschwächt. Oft genügen kleine Mengen, um eine Reaktion auszulösen.

- **Weitere Nahrungsmittelallergene**

Diese Allergene können Nahrungszusätze oder Farbstoffe betreffen. Die Reaktion ist nicht immer durch IgE-Antiköprer ausgelöst und somit auch nicht immer im Blut nachweisbar. Die Überempfindlichkeit gegen Gluten (bei der Zöliakie) ist keine Allergie.

Kreuzallergien

Ein wichtiges Thema in diesem Zusammenhang sind die Kreuzallergien. Häufig treten allergische Reaktionen auf Nahrungsmittel als Folge einer bestehenden Allergie gegen Pollen, Hausstaubmilben oder auch Latex auf. Beinahe 60 % der Patienten mit Heuschnupfen beziehungsweise 3 von 5 Pollenallergikern leiden häufig nach dem Genuss bestimmter Nahrungsmittel an unangenehmem Kribbeln und Brennen von Lippen, Gaumen oder Rachen. Dies wird als Kreuzreaktion oder auch als Kreuzallergie bezeichnet. Die Ursache dafür liegt in der Ähnlichkeit der Stoffe, die die Allergie auslösen. So gleichen die Strukturen beispielsweise von Eiweißstoffen aus bestimmten Früchten und Gemüsesorten den Allergenen von Gräserpollen. Daher ist Vorsicht bei dem Genuss kreuzreagierender Nahrungsmittel bei bestehender Allergie geboten! Eine Tabelle mit bekannten Kreuzallergien findet sich in ▶ Abschn. 5.1.3. Häufig werden die Nahrungsmittel allerdings bei einer geänderten Zubereitung (Kochen, Braten) vertragen.

1

1.3.2 Infekte als Asthmaauslöser

Große Bedeutung für die Entstehung und Auslösung von Asthma besitzen Viren, häufig Verursacher von Erkältungskrankheiten (z. B. Rhinoviren). Andere Viren wie RSV benutzen zur Vermehrung die Schleimhaut der Atemwege und schädigen sie. Eine Infektion mit Influenza (Grippe) oder Coronaviren (Covid-19) verläuft bei Personen mit schlecht behandeltem Asthma bronchiale schlimmer. Dies gilt auch für einige Bakterien wie Pertussis (Keuchhusten) oder Pneumokokken (Lungenentzündung). Nach einer starken, von Viren hervorgerufenen Entzündung der Atemwege (Bronchitis) dauert es manchmal Wochen, bis die Beschwerden oder die Übererregbarkeit/Überempfindlichkeit abklingen. Gegen Viren gibt es keine wirkungsvolle Therapie außer der Vermeidung von Kontakten (Abstand halten, Mundschutz, Hände waschen, Händedesinfektion). Bei einigen Viren (wie Grippe- und Coronaviren) sind vorbeugende Maßnahmen in Form von Impfungen möglich. Das Gleiche gilt für Bakterien (Keuchhusten, Pneumokokken). Der beste Schutz zur Vermeidung nachteiliger Einflüsse auf das Asthma ist eine konsequente Asthmatherapie vor allem durch Inhalation vorbeugender Medikamente.

1.3.3 Weitere Asthmaauslöser

Diverse *psychische Einflüsse* können Asthmaanfälle in ihrer Entstehung und ihrem Verlauf verändern. Hustenkontrolle, Atemtechnik oder Panikreaktionen modifizieren die Ausprägung. Asthmasymptome haben vielfach Eingang in die umgangssprachliche Beschreibung von Emotionen gefunden: atemberaubende Abenteuer, jemandem etwas husten, da bleibt einem die Luft weg, der Atem stockt, ein Gefühl ist beklemmend. Umgekehrt kann ein schlecht eingestelltes Asthma bronchiale ernste Rückwirkungen auf die psychische Gesundheit in Form von Depressionen oder Ängsten haben.

Psychische Einflüsse, die ein Asthma auslösen können:
- Ängste
- Frustrationen
- Konflikte
- Freude, Aufregung
- Wut

Die Interaktionen und Konsequenzen werden auch in ▶ Abschn. 4.7. besprochen.

1.3.4 Körperliche Anstrengung und Asthma

Gesunde Personen reagieren auf körperliche Anstrengung nicht mit einer Verengung der Atemwege. Für Kinder mit Asthma ist dieser Auslöser jedoch besonders typisch. Die Schwelle des „Anstrengungsasthmas" ist von Dauer, Stärke und Art der Belastung abhängig. Die Reaktion beginnt gewöhnlich einige Minuten nach der Anstrengung und endet meist nach einer halben Stunde spontan. Ursächlich sollen Abkühlung und Austrocknung der Luftwege für die Belastungsreaktion verantwortlich sein.

> **Wichtig**
> Körperliche Anstrengung führt zum Asthma durch
> - Abkühlung der Atemwege
> - Austrocknung der Luftwege
> - Schnelle Atmung

Eine ausführliche Darstellung finden Sie in ▶ Abschn. 4.6.

1.3.5 Zigarettenrauch als Auslöser

Die Rolle des Zigarettenrauchs, auch des passiven Rauchens (auch und gerade für kindliche Atemwege bei Exposition durch die Umgebung), wurde wiederholt zweifelsfrei nachgewiesen. Die schädigenden Stoffe im Tabakrauch sind so zahlreich, dass sie gar nicht aufgezählt werden können (Übersicht ▶ Abschn. 5.1.4). Sie führen zur Entzündung, Überempfindlichkeit und Schleimhautschwellung. Paradoxerweise können einige auch zu kurzfristiger Erweiterung der Atemwege führen, sodass dies nicht sofort auffällt („Rauchen stört mich nicht"). Aktives Rauchen ist eine Sucht. Dies gilt gleichermaßen für die E-Zigarette.

E-Zigaretten können junge Menschen süchtig machen – hier liegt es nahe, wirtschaftliche Interessen der Industrie zu vermuten. Vor allem jugendliche E-Zigarettenraucher steigen später auf Tabakzigaretten um. Neben den Bestandteilen THC (Tetrahydrocannabiol, also Marihuana), sind Nikotin, Geschmacksstoffe (z. B. Menthol), reaktive Sauerstoffverbindungen, Metalle, Verneblermittel wie Propylenglykol und Glycerin in E-Zigaretten enthalten. Vitamin-E-Acetat wird für eine Reihe von tödlichen Komplikationen, THC für Lungenblutungen verantwortlich gemacht. Über Passivrauch ist uns diesbezüglich (noch) nichts bekannt.

1

1.3.6 Luftschadstoffe

Als exemplarische Mechanismen, die zu einer Zunahme der Asthmahäufigkeit bei Kindern mit erhöhter Exposition gegenüber Luftschadstoffen führen, werden diskutiert
— Verringertes Lungenwachstum
— Überempfindlichkeit der Atemwege
— Erhöhte Entzündungsaktivität
— Negative Beeinflussung der Zellreparatur („oxidativer Stress")
— Erhöhte Durchlässigkeit der Außenhaut (Membran) der Atemwegszellen
— Veränderungen der Immunantwort, z. B. verstärkte Atopieneigung
— Verstärkung der Wirkung von Allergenen und dadurch erhöhte Gefahr der Sensibilisierung gegenüber Allergenen
— Veränderung im Erbgut und deren Weitergabe

Nur ein Beispiel: Bei innerhalb von 500 m an einer Hauptverkehrsstraße lebenden Kindern war das Lungenwachstum über 8 Jahre im Vergleich zu jenen, die mehr als 1500 m Abstand hatten, um 80 ml vermindert.

Feinstaub

Feinstaub besteht aus einem Gemisch fester und flüssiger Partikel unterschiedlicher Größe und unterschiedlicher Materialien wie z. B. Ruß, Reifen- und Bremsabrieb, Salzen, Mineralien, Pollen, Insektenbestandteilen. Hier spricht man von *primärem Feinstaub*. Entstehen die Partikel aus gasförmigen Vorläufersubstanzen wie z. B. Ammoniak in der Landwirtschaft, werden sie als *sekundärer Feinstaub* bezeichnet. Feinstaub lässt sich der Größe nach in verschiedene Fraktionen einteilen. Eine relevante Fraktion des Gesamtstaubes stellen die Partikel dar, deren aerodynamischer Durchmesser weniger als 10 µm beträgt (Feinstaub PM_{10}). Die Feinstaubpartikel sinken nicht sofort zu Boden, sondern schweben eine gewisse Zeit in der Atmosphäre und sind normalerweise nicht mit bloßem Auge wahrnehmbar. Nur während bestimmter Wetterlagen ist Feinstaub als Dunstglocke (Smog) sichtbar. Ungünstige meteorologische Bedingungen (z. B austauscharme Wetterlagen, Inversion, wenig Niederschlag) verstärken die Anwesenheit. Selten kann auch Saharasandstaub nach Mitteleuropa geweht werden.

Jährlich werden etwa 4200 Tonnen Feinstaub PM_{10} durch das Abbrennen von Feuerwerkskörpern freigesetzt, der größte Teil in der Silvesternacht. Diese Menge entspricht etwa 25 % der jährlich durch Holzfeuerung freigesetzten Menge und ca. 2 % der gesamten freigesetzten PM_{10}-Menge!

In Bodennähe auftretendes *Ozon* (O_3) entsteht bei intensiver Sonneneinstrahlung durch komplexe chemische Prozesse aus

Vorläuferschadstoffen (überwiegend *Stickoxiden und flüchtigen organischen Verbindungen*). Es wird daher als sekundärer Schadstoff bezeichnet.

Ozon

Die Vorläuferschadstoffe stammen überwiegend aus menschlichen Quellen: Insbesondere Stickoxide aus dem Verkehrsbereich, teilweise auch aus Feuerungsanlagen sowie flüchtige organische Verbindungen aus Lösungsmitteln bei zahlreichen Produkten, hauptsächlich jedoch aus Verbrennungsprozessen von Kraftstoff.

Natürliche Quellen von flüchtigen organischen Verbindungen können Ausdünstungen von Bäumen sein: Biogene Stickoxide stammen überwiegend aus überdüngten Böden mit Auswirkungen auf die Lungengesundheit: O_3 ist ein reaktives Reizgas, schlecht wasserlöslich und tritt somit tief in die Luftwege ein. Die Symptome bestehen in Husten, Engegefühl in der Brust, Schwierigkeiten beim „tief Luft holen". Ursachen sind oxidativer Stress und Schäden an fetthaltigen Membranen (Außenhaut der Zellen). So entstehen akute Schleimhautreizungen, die Entzündungen im Bereich der oberen und unteren Atemwege auslösen.

Nach einer zusammenfassenden Bewertung von 41 unterschiedlichen, weltweit durchgeführten Studien aus dem Jahre 2017 lag das relative Risiko, Asthma zu entwickeln, um knapp 50 % höher, wenn die mittlere jährliche Belastung mit Stickoxiden über 30 µg/m^3 lag.

1.3.7 Weitere Auslösereize

Bei Menschen mit überempfindlichen Bronchien können auch sog. unspezifische Reize zu einer Zunahme asthmatischer Beschwerden führen. Unspezifische Reize stehen nicht mit einer Allergie in Verbindung. Diese sind beispielsweise
- Kälte
- Hohe Luftfeuchtigkeit
- Nebel
- Temperaturschwankungen
- Wetterwechsel
- Reizgase, Chemikaliendämpfe
- Arzneimittel, Nahrungsmittelzusätze
- Staub
- Gerüche
- Trockenheit

Angriffspunkt ist unter anderem die Oberfläche der Schleimhautzellen. Wenn der Reiz nicht allzu lange anhält, erholt sich das Bronchialsystem meist rasch. Chemische Reizstoffe können in Farben, Lacken, Haarsprays und anderem enthalten

1

sein. Arzneimittel (vor allem Medikamente gegen Fieber und Schmerzen) spielen bei der Auslösung des Asthmas im Erwachsenenalter eine große Rolle.

1.3.8 Tageszeit („Biorhythmus") und Asthma

Das Bronchialsystem hat einen biologischen Tagesrhythmus mit einem nächtlichen „Tief". Dies ist eine Ursache dafür, warum Asthmabeschwerden nicht selten nachts auftreten.

1.3.9 Zusammenfassung Asthmaauslöser („Asthmatrigger")

Die oben aufgeführten Einflüsse sind Bestandteile unserer täglichen Umgebung. Auch bei Gesunden treten auf einige dieser Auslösereize hin Atemwegbeschwerden auf, wenn sie nur intensiv genug sind. Sogar Veränderungen der Lungenfunktion lassen sich dabei nachweisen. Es besteht auch ein Biorhythmus. Die Atemwege von Personen mit Asthma sind allerdings übererregbar. Sie verengen sich schneller, stärker, und der Zustand hält länger an. Manche Reaktionen auf Auslöser sind aber definitiv und ausschließlich asthmaspezifisch.

Asthmaauslöser – „Asthmatrigger" oder „Triggerfaktoren" – kann man entweder vermeiden oder in Form vorbeugender Maßnahmen berücksichtigen. Durch eine medikamentöse Behandlung wird ihr Einfluss so klein wie möglich gehalten.

1.4 Häufigkeit und Folgen von Asthma

Das Asthma bronchiale betrifft weltweit 5–10 % aller Kinder. Es ist die häufigste „chronische" Krankheit im Kindesalter. Es sieht weiterhin so aus, als würden auch schwere Verläufe nicht seltener werden. In einer Familie sind nicht selten mehrere Mitglieder betroffen. Dies kann bedeuten, dass die Angehörigen beim Auftreten typischer Zeichen rasch weitergehende Untersuchungen veranlassen, Auslöser vermeiden und früh mit der richtigen Behandlung beginnen. Dies hilft den betroffenen Kindern. Rückschlüsse über den weiteren Verlauf lassen sich daraus nicht ziehen. Es ist im Einzelfall fast unmöglich vorauszusagen, ob sich ein leichtes, chronisches oder schweres Asthma entwickeln wird. Wichtiger als das Rätselspiel ist die korrekte Intervention.

Im Vordergrund der Probleme beim Asthma steht die akute Luftnot. Nicht zu vernachlässigen ist darüber hinaus die Beeinträchtigung der Lebensqualität durch gestörten Schlaf, Unsicherheit, Husten sowie mangelnde Belastbarkeit. Schweres, lange unzureichend behandeltes Asthma bronchiale kann zu Störungen der allgemeinen körperlichen Entwicklung führen. Unklar ist, ob sich schon in der Kindheit die Veränderungen anbahnen, die beim Erwachsenen zur Überblähung (Emphysem) führen. Möglicherweise spielen hier weitere genetische Faktoren eine wichtige Rolle.

Ein Heilmittel für Asthma gibt es nicht. Die therapeutischen Möglichkeiten sind jedoch mittlerweile so gut, dass jeglicher Pessimismus unangebracht ist: Professionell betreut entwickelt sich nahezu jedes Kind mit Asthma bronchiale so ungestört wie seine Altersgenossen.

1.5 Asthma bronchiale im Vorschulalter

Das Asthma bronchiale kann schon im Vorschulalter beginnen. Mindestens genauso häufig und dem Asthma zum Verwechseln ähnlich sind rezidivierende obstruktive Bronchitiden (wiederkehrende verengende Entzündungen der Bronchien) und eine bronchiale Hyperreagibilität (verstärkte Verengung der Bronchien auf bestimmte Reize). Da Asthma eine chronische Krankheit ist, fällt es schwer, nach einer Beobachtungsdauer von wenigen Monaten von Asthma zu sprechen. Eltern kennen dieses Dilemma, sie bemerken wie die Ärzte sich widersprechen: der eine sagt „ja, wir nennen das Asthma", der andere: „nein". Aber damit nicht genug: Das „Disease-Management-Programm" (DMP) Asthma bronchiale nimmt Kinder ab dem Alter von 1 Jahr auf. Die Kriterien hierfür sind unter ▸ Abschn. 5.2.2 aufgeführt. Die Nationale Versorgungsleitlinie (NVL) kennt Asthma bronchiale erst ab dem Alter von 5 Jahren. Im wirklichen Leben wirkt der Streit um Worte, Begriffe oder Definitionen verunsichernd: Es sind dieselben Kinder, von denen die Rede ist, dieselben Symptome, die behandelt werden. Eine individuelle fachkundige Beurteilung hilft allerdings, Medikamente gezielt anzuwenden und genau zu dosieren. Dies ist nicht gleichbedeutend mit den hellseherischen Fähigkeiten, bei einem Kleinkind vorauszusagen ob es nach Jahren und Jahrzehnten immer noch Asthmabeschwerden haben wird. Der in ▸ Abschn. 5.1.2. aufgeführte Fragebogen hilft bei der Risikoabschätzung. Die kooperationsabhängigen Untersuchungsmethoden, welche bei Erwachsenen die Diagnose Asthma sichern, sind bei Kleinkindern bzw. Kindern im Vorschulalter noch nicht anzuwenden. Schwerpunkte sollten eine sachgemäße Beratung, Behandlung und Vorbeugung sein. Die für das „Kleinkindasthma" charakteristischen Symptome Husten, reduzierte Belastbarkeit und ein pfeifendes Atemgeräusch treten bei etwa 30 % aller Kinder im Vorschulalter auf. Asthma entwickelt sich nur bei 5–10 %. Manchmal kann dies erst rückblickend aus dem Verlauf beurteilt werden. Aktuell interessiert vor allem eines: Welches sind die anderen möglichen Diagnosen?

1.5.1 Mit welchen Krankheiten darf Asthma nicht verwechselt werden?

Zunächst: Als Arzt sollte man in jedem Alter Krankheitsbilder, bei denen bestimmte Aspekte einem Asthma bronchiale ähneln können, die aber von diesem unterschieden werden müssen, kennen:

- Zystische Fibrose oder Mukoviszidose
- Angeborene Immundefekte mit häufigen Atemwegs-infektionen
- Gastroösophagealer Reflux
- Angeborene Fehlbildung der Lunge oder Bronchien
- Dysfunktion der Flimmerhärchen (Zilien)
- Lungenerkrankungen durch Frühgeburtlichkeit (broncho-pulmonale Dysplasie)

Diese Erkrankungen müssen zu jeder Zeit im Auge behalten beziehungsweise ausgeschlossen werden. Obwohl jede davon für sich genommen selten ist, kann es für den Patienten im Einzelfall einen großen Nachteil bedeuten, wenn die Diagnose verpasst oder verzögert gestellt wird. Die Intensität der Diagnostik richtet sich dabei auch nach der Schwere des Krankheitsbildes. Hier ist ärztliches Spezialwissen gefragt.

1.5.2 Formen des „Kleinkindasthmas"

Asthma im Vorschulalter ist vielgestaltig, daher im Folgenden die Beschreibung wesentlicher Unterscheidungen.

Rezidivierende obstruktive Bronchitiden

Bei rezidivierenden obstruktiven Bronchitiden sind die Kinder gelegentlich über Wochen und Monate (vor allem im Sommer außerhalb der Infektperiode) beschwerdefrei. Durch Infekte kann es jedoch zu teilweise schweren Beeinträchtigungen mit pfeifenden Atemgeräuschen, schneller Atmung und Absinken des Blutsauerstoffs (gemessen beispielsweise an der Sauerstoffsättigung per Pulsoximeter) kommen. Ursache dieser Sonderform von „Kleinkindasthma" sind häufig anatomisch enge Atemwege (eine Normvariante der Natur), bei denen die Schleimhautschwellung im Infekt zu einer überproportionalen Verengung der Atemwege und damit zu einer Strömungsverlangsamung der Luft führt (Hagen-Poiseuille-Strömungsgesetz). Die Prognose der rezidivierenden obstruktiven Bronchitiden ist meist sehr gut: Bei Messungen der Lungenfunktion im Schulalter oder später mag diese häufig unterdurchschnittlich sein, sie ist aber selten im krankhaften Bereich. Ansonsten sind die Betroffenen kaum mehr beeinträchtigt.

Bronchiale Hyperreagibilität

Bei Kleinkindern mit bronchialer Hyperreagibilität bestehen vor allem bei Infekten, aber auch unabhängig davon, nächtlicher Husten, Pfeifen und überproportionale Luftnot bei körperlicher Belastung. Auch andere Einflüsse wie kalte Luft, Freude oder Aufregung können zu diesen Leitsymptomen führen. Neben der Schleimhaut der Atemwege ist auch die glatte Muskulatur beteiligt: die Verkrampfung führt zu einer Verengung der Bronchien. Der Muskelspasmus spricht gut auf bronchialerweiternde Medikamente an. Bei der bronchialen Hyperreagibilität hängt die Prognose von vielen Faktoren ab, unter anderem von der späteren Entwicklung einer Allergie oder von dem Vorliegen einer Eosinophilie. Die bronchiale Hyperreagibilität kann eine Frühform des Asthma bronchiale darstellen, sowohl des allergischen als auch des nicht-allergischen („intrinsischen") Asthmas.

Gemischtförmiges Asthma bronchiale

Der Begriff gemischtförmiges Asthma bronchiale beschreibt das Zusammentreffen von allergischen Sensibilisierungen beziehungsweise Allergien und Asthmasymptomen. Die entscheidende Rolle spielen bei Kleinkindern Sensibilisierungen gegen Allergene in Innenräumen (Hausstaubmilbe, Tierhaare, Schimmelpilze) sowie später zusätzlich gegen Allergene außerhalb der Wohnräume (vor allem Pollen). Allergietests aus dem Blut sind ab dem Alter von 1 Jahr sinnvoll, bei Verdacht auf Nahrungsmittelallergien auch früher. Wenn die Asthmasymptome neben Betamimetika auch auf inhalative Kortikosteroide ansprechen, kann in diesem Falle auch im Vorschulalter von Asthma bronchiale gesprochen werden. Gestützt wird die Diagnose durch eine positive Familienanamnese: Häufig findet man Asthma bronchiale unter Verwandten 1. Grades.

Darüber hinaus gibt es weitere Formen des frühkindlichen Asthma bronchiale.

Asthma bronchiale kann auch ein Hauptsymptom einer schweren Anaphylaxie, also einer akuten, potenziell lebensbedrohlichen allergischen Reaktion, sein. Ein Baustein in der Diagnostik hierfür ist eine erhöhte Anzahl von eosinophilen Granulozyten im Blut (Eosinophilie).

> **Hinweise Asthma bronchiale im Kleinkindalter**
> Wenn Kleinkinder
> - pfeifende Atemgeräusche produzieren oder vermehrt nachts husten,
> - ihre körperliche Belastbarkeit durch Atemwegssymptome reduziert ist,
> - Verwandte ersten Grades mit Asthma vorhanden sind,
> - eine Eosinophilie im Differenzialblutbild des peripheren Blutes vorliegt,

1

— Allergien oder allergische Sensibilisierungen vorliegen,

— andere schwere Ursachen obstruktiver Bronchitiden ausgeschlossen sind und

— Asthmamedikamente reproduzierbar zu einer Besserung führen,

kann dies auf ein Asthma bronchiale hinweisen.

1.5.3 Übergang ins Schulalter

Spätestens ab dem Schulalter ist die Durchführung kooperationsabhängiger diagnostischer Methoden möglich (▶ Kap. 2) Dies betrifft die Messung von FeNO und die Lungenfunktion einschließlich der Provokationsmethoden. Im Schulalter können die Auslöser besser definiert werden und es sind Aussagen bezüglich der Asthmakontrolle möglich.

❯ Wichtig

Eine bronchiale Hyperreagibilität und rezidivierende obstruktive Bronchitiden im Vorschulalter haben in 70 % der Fälle eine gute Prognose. Die Symptome werden in der Regel mit Asthmamedikamenten behandelt.

1.5.4 Wächst sich Asthma bronchiale aus?

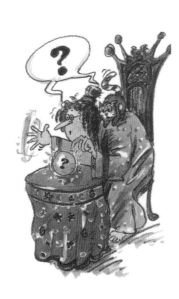

Dies ist oft die brennendste Frage. Es gibt nur wenige unwidersprochene Untersuchungen über den Langzeitverlauf. Viele Patienten wechseln beim Übergang von der Kindheit zum Erwachsenenalter den Arzt und den Ort. Leichtere Erkrankungsformen treten in bestimmten Phasen des Lebens (vorübergehend) in den Hintergrund, um später möglicherweise teilweise „neu" entdeckt zu werden. Die Krankheit macht manchmal jahrelang Urlaub. Der Häufigkeitsgipfel liegt im Kindesalter zwischen 7 und 10 Jahren. Ein Teil der Patienten wird in der Pubertät und den folgenden Jahren von selbst beschwerdefrei, es kommt jedoch im Verlauf nicht selten zu Rückfällen.

Nach dem Alter von 30–40 Jahren steigt die Häufigkeit von Asthma bronchiale wieder stark an. In einer Langzeitstudie ließ sich bei einigen der Patienten, die im frühen Schulalter häufig an Beschwerden litten, im Alter von 21 Jahren ohne ausreichende Therapie sogar eine Verschlechterung feststellen. Aus der „Kinderkrankheit" wurde eine Krankheit des Erwachsenenalters. Es klingt wie Wunschdenken, will man sich auf eine Besserung „im Selbstlauf" verlassen. Als erfolgreich wird sich eine frühzeitige und ausreichende Diagnostik und Behandlung sowie die Durchführung vorbeugender Maßnahmen erweisen! Diese sind nicht spektakulär, aber sehr hilfreich. Falls die Aktivität des Asthma bronchiale nachlässt, wird das Therapieniveau reduziert.

1.6 Jedes Kind hat sein eigenes Asthma

Jedes Kind ist ein einzigartiges Individuum. Trotz der Häufigkeit der Asthmaerkrankung wird es keine 2 Kinder mit gleichem Krankheitsverlauf geben.

So bestehen große Unterschiede
- in der Reaktion auf einzelne Auslöserreize,
- in der Häufigkeit, Schwere und Dauer der Beschwerden sowie
- im Ansprechen auf die Therapie und
- im spontanen Krankheitsverlauf.

Wir möchten dies an einigen Beispielen erläutern:

- **Lilli**

Lilli ist 7 Jahre alt. Das Asthma begann bereits im 1. Lebensjahr. In den folgenden 2 Jahren hatte sie schwere Anfälle. Die Beschwerdeperioden dauerten manchmal wochenlang. Mehrmals sind fieberhafte Lungenentzündungen aufgetreten. Lilli musste auch wiederholt stationär im Krankenhaus aufgenommen werden. Die Entfernung der Gaumenmandeln brachte keine Besserung. Im Alter von 2 Jahren wurde eine Allergie gegen Hausstaubmilben festgestellt. Die Wohnung wurde „saniert". In der Folgezeit entstanden größere Schwierigkeiten nur noch in Situationen außerhalb der täglichen Routine, bei „Belastungen" wie Kindergeburtstagen, sportlichen Wettkämpfen oder wenn die Anwendung von Medikamenten vergessen worden war. Während des letzten Jahres zeigte sich nur noch 2-mal eine erschwerte Atmung: im Zusammenhang mit einem „grippalen Infekt" sowie nach einer „Kissenschlacht" bei der Übernachtung im Hause einer Freundin. Lilli inhaliert entzündungshemmende und bronchialerweiternde Mittel und nimmt abends zusätzlich eine Asthmatablette. Sie führt zu Hause Messungen der Lungenfunktion mit einem tragbaren Gerät durch. Die ausführliche Lungenfunktionsprüfung in der Klinik ergab zuletzt Normalwerte. Lilli hat in diesem Jahr erfolgreich an einem Schwimmkurs teilgenommen und das Bronzezeichen erworben. Aktuell stellt sich die Frage, ob eine Hyposensibilisierung begonnen werden soll, um in Zukunft ganz auf Medikamente verzichten zu können.

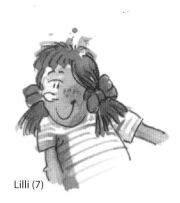
Lilli (7)

- **Sophie**

Die 12-jährige Sophie litt im Kleinkindalter an einer Hauterkrankung, der atopischen Dermatitis (auch Neurodermitis oder endogenes Ekzem genannt). Bei ihr wurde erst vor kurzem der Verdacht auf Asthma geäußert. Seit 6 Monaten tritt häufig nachts hartnäckiger Husten auf, ohne dass Luftnot entsteht. Das Befinden des Mädchens ist dennoch stark beeinträchtigt, da nötiger Schlaf verloren geht. Ohne Medikamente ist Sophie beim Sport, insbesondere beim Laufen, nicht voll belastungs-

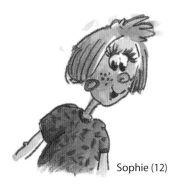
Sophie (12)

1

fähig und „rasselt". Die Lungenfunktion zeigt mit Ausnahme einer leichten „Überblähung" zwar Normalwerte, bessert sich aber nach Gabe eines bronchialerweiternden Medikaments deutlich. Demnächst werden Allergietests sowie Belastungsuntersuchungen durchgeführt werden.

■ **Paul**

Im Anschluss an einen Keuchhusten begann die Erkrankung bei dem jetzt 3-jährigen Paul. Sie äußerte sich zunächst nur bei Erkältungskrankheiten, im Verlauf dann andauernd: tagsüber, nachts und verstärkt bei Belastung. Gewöhnlich geht den Beschwerden ein Schnupfen voraus. Nach 1–2 Tagen treten dann Husten, Pfeifen, Rasseln und schnelle Atmung auf. Bluttests ergaben bisher keinen Hinweis auf eine Allergie, aber eine Erhöhung der Eosinophilenzahlen. Mittlerweile ist es der Familie gelungen, die Beschwerden durch Aufnahme regelmäßiger Inhalationen sofort bei Zeichen einer Erkältung zu „dämpfen".

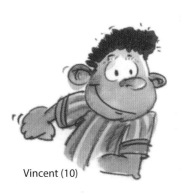

Paul (3)

■ **Vincent**

Bei dem 10 Jahre alten Vincent treten Anfälle nur bei Kontakt zu bekannten Allergenen auf. Da Vincent Heuschnupfen und eine Allergie gegen Baumpollen hat, bestanden mehrmals zur Zeit der Birken- und Gräserblüte Perioden erschwerter Atmung. Die Anfälle begannen jeweils schwer, klangen aber nach der Inhalation von bronchialerweiternden Mitteln gewöhnlich rasch ab. Wegen einer Tierhaarallergie kam es schon 2-mal im Zirkus zu Atembeschwerden. Die Untersuchung der Lungenfunktion kurz vorher war in Ordnung gewesen. Vincents Vater hatte seinen Beruf als Tierpfleger wegen einer Allergie gegen Meerschweinchenhaare aufgeben müssen. Zur Besserung der Beschwerden während der Blütezeit wird bei dem Jungen eine Hyposensibilisierungsbehandlung gegen Pollen begonnen.

Vincent (10)

Untersuchungen: Asthma erkennen und diagnostizieren

Inhaltsverzeichnis

© Springer-Verlag GmbH Deutschland, ein Teil von Springer Nature 2022
K. Paul-Buck, D. Buck, *Ratgeber Asthma bronchiale bei Kindern und Jugendlichen*,
https://doi.org/10.1007/978-3-662-62446-3_2

2.1 Ärztliche Untersuchung

Ärztliche Untersuchungen haben verschiedene Zielsetzungen:
- Diagnose sichern
- Auslöser erkennen
- Schweregrad feststellen
- Behandlung steuern

Die Untersuchungsverfahren zur Abklärung des Asthma bronchiale haben in den letzten Jahren große Fortschritte gemacht. Andererseits haben Kinder eine Scheu vor dem Arztbesuch. Einige haben Angst vor der Ungewissheit, was auf sie zukommt. Die folgenden Erläuterungen bringen die wichtigsten Untersuchungstechniken nahe. Im Einzelfall ist nur ein Teil der Diagnostik erforderlich. Die Kunst besteht darin, eine Auswahl zu treffen, um mit der geringstmöglichen Belastung schnell zur Diagnose zu gelangen und die Grundlage für eine vernünftige Behandlung zu schaffen.

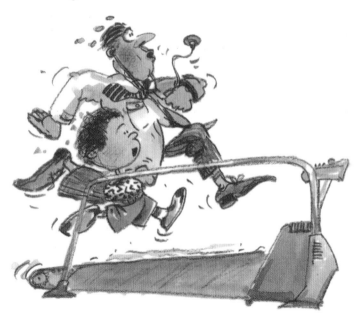

2.1.1 Erhebung der Vorgeschichte (Anamnese)

Eine Vorbereitung des Arztbesuchs ist für alle Seiten hilfreich. Die folgenden Fragen helfen hierbei:
- Sind in der Familie früher Allergien oder Asthma aufgetreten?
- Wie hat sich die Krankheit insgesamt entwickelt (Trendverlauf)?
- Was sind die Auslöser von Beschwerden?

2

- Wie schwer verliefen die Asthmaepisoden? (wie oft kam es hierdurch beispielsweise zu Schulversäumnis)?
- Welche Medikamente haben gewirkt, welche nicht?
- Wie stark waren die Einschränkungen im täglichen Leben (z. B. durch vorbeugende Maßnahmen, Krankenhausaufenthalte und Arztbesucht) bisher?
- Hatte dies Rückwirkungen auf die allgemeine Entwicklung und wie ist die Bedeutung für das tägliche Familienleben einzuschätzen?

Das Untersuchungsheft, das Impfbuch und die bisher verordneten Medikamente sollten zum Arztbesuch unbedingt mitgebracht werden.

2.1.2 Körperliche Untersuchung

Bei der körperlichen Untersuchung werden vom Arzt insbesondere der Brustkorb und dessen Bewegungen bei der Atmung beurteilt sowie mit dem Stethoskop die Lungen und das Herz abgehört. Es wird darauf geachtet, ob beide Lungen gleichmäßig belüftet sind und die Intensität und der Charakter der Atemgeräusche beurteilt. Vielleicht wird ihr Kind aufgefordert zu husten. Oder man wird es bitten, einige Minuten zu laufen, und die Untersuchung wird danach wiederholt. Die Atemfrequenz in Ruhe wird bestimmt: diese ist altersabhängig. Je jünger das Kind, desto höher ist die Atemfrequenz. Eine über die Altersnorm erhöhte Atemfrequenz ist ein wichtiges Krankheitszeichen.

2.1.3 Bluttests

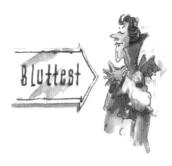

Eine Blutentnahme kann durch ein Betäubungspflaster, welches eine Stunde vorher aufgeklebt wird, erleichtert werden. Bei den Blutuntersuchungen interessiert vor allem, wie die Entzündungszellen („weiße" Blutkörperchen) zusammengesetzt sind. Das Auftreten sog. eosinophiler Zellen stützt die Diagnose Asthma bronchiale. Darüber hinaus wird geklärt, ob genug Abwehrstoffe gegen Erreger gebildet werden können und ob eine Neigung zu Allergien vorliegt (▶ Abschn. 2.2). Bei der Einnahme von bestimmten Medikamenten, wie z. B. Theophyllin, wird der „Blutspiegel" gemessen. Auch Sauerstoff und Kohlenstoff können direkt im Blut bestimmt werden. Ferner sind genetische Untersuchungen zum Ausschluss einer Reihe von Lungenerkrankungen und der Nachweis von Infektionskrankheiten aus geringen Mengen Bluts möglich. Bezüglich der Untersuchungen auf spezifische IgE-Antikörper verweisen wir auf ▶ Abschn. 2.2.

2.1.4 Abstriche

Diese können bei Bedarf Fragen zu begleitenden Infektionen durch Viren und Bakterien beantworten. Der Nachweis einer Virusinfektion kann dazu beitragen, überflüssige Antibiotika zu vermeiden.

2.1.5 Messung der Sauerstoffsättigung (SO_2)

Durch das Anlegen eines Fühlers (Sensors) an einen Finger wird gemessen, wie viel Sauerstoff die roten Blutkörperchen transportieren und wie hoch der Puls ist. Dies ist eine schnelle schmerzlose Routinemethode zur Erfassung einer mittelschweren oder schweren Beeinträchtigung der Atmung. Dazu müssen bestimmte Voraussetzungen (z. B. Temperatur des Fingers) erfüllt sein. Tut sicher nicht weh und klemmt nicht! Dauer ca. 30 s.

2.1.6 Bestimmung von Stickstoffmonoxid in der Ausatemluft (FeNO)

NO (Stickstoffmonoxid) wird in den tiefen Atemwegen freigesetzt, wenn dort Entzündungsprozesse ablaufen. Das aus den Atemwegen ausgeatmete Stickoxid gilt als Maß der allergischen (eosinophilen) Entzündung der Atemwege. Vor allem bei Asthma ist dieser Vorgang ausgeprägt nachweisbar. NO wird als FeNO (in der Ausatemluft) gemessen. Man kann das Ansprechen der Erkrankung auf entzündungshemmende Medikamente beobachten, da diese die Entzündung (und damit FeNO) senken. Die FeNO-Messung hilft dabei, die Therapie z. B. mit inhalativem Kortison an den tatsächlichen Bedarf anzupassen. Die Untersuchung setzt verschiedene kontrollierte Bedingungen voraus. Das Gerät hat eine Animation im Display, da die Ausatemluft gleichmäßig in einer bestimmten Stärke gepustet werden muss. Die Bildschirmanimation unterstützt dabei, Dauer ca. 5 min. Bei der häufigsten Methode – dem Einfachatemzugtest – ist ein Wert bis 5 ppB niedrig, bis 20 ppB noch normal, ab 30 ppB erhöht und ab 70 ppB stark erhöht. Die Messung muss von einem spezialisierten Arzt beurteilt werden.

2.1.7 Ausschluss weiterer Erkrankungen

Der Hauttest zum Ausschluss einer Tuberkulose bzw. der Schweißtest zum Ausschluss der zystischen Fibrose (einer angeborenen Lungenkrankheit) sind leicht durchzuführende,

2

überhaupt nicht oder wenig belastende Maßnahmen. Die Dauer zum Anlegen des Tuberkulintests (eines kleinen Piks in die Haut) beträgt 5 min. Die Reaktion muss nach 72 h abgelesen werden. Der Schweißtest zum Ausschluss einer Mukoviszidose dauert 1 h. Das gewonnene Material wird danach im Labor ausgewertet. Aufgrund des Mukoviszidosescreenings bei Neugeborenen wird er nur noch selten durchgeführt. Zur Beurteilung von Begleiterkrankungen wie einem gastroösophagealen Reflux (Mageninhalt fließt zurück in die Speiseröhre) ist die Hilfe eines Kindergastroenterologen, wie einer Stimmbanddysfunktion und einem chronischen Nasennebenhöhlenprozess eines HNO-Arztes und wie Schlafstörungen eines Kinderneurologen oder Schlafmediziners hilfreich.

2.1.8 Bildgebung des Brustkorbs

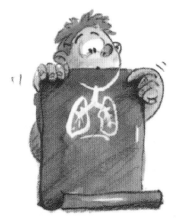

Bei fast jedem Kind mit Asthma wird einmal eine Röntgenaufnahme der Lunge angefertigt. Dies dient insbesondere dem Ausschluss anderer Krankheiten, wie angeborener Lungenfehlbildungen, verschluckter Fremdkörper oder einer Reihe weiterer Zustände, die ein Asthma bronchiale vortäuschen können. Neben der Lunge können Form und Größe des Herzens mitbeurteilt werden. Die benötigte Strahlenmenge ist vergleichsweise gering. Gelegentlich werden auch die Nasennebenhöhlen im Ultraschall untersucht, da man befürchtet, dass sie „Streuherde" für hartnäckige Entzündungen durch Bakterien darstellen, die die tiefen Atemwege mit betreffen. Regelmäßige Röntgenaufnahmen der Lunge sind beim Asthma bronchiale nicht erforderlich. Ultraschalluntersuchungen der Lunge sind beim Asthma bronchiale im Allgemeinen nicht hilfreich und dienen, wenn überhaupt, dem Ausschluss von Lungenentzündungen. Die Magnetresonanztomografie (MRT) und die Computertomografie (CT) dienen Sonderfragestellungen.

2.1.9 Blutgasanalyse

Die Blutgasanalyse (BGA) ist ein Verfahren zur Messung des Partialdrucks von Sauerstoff (O_2) und Kohlendioxid (CO_2) im Blut. Sie dient der Überwachung vieler Patienten mit Atmungsstörung und Sauerstoffmangel. Meist geschieht dies durch einen kleinen Piks ins Ohrläppchen, welches vorher mit einer durchblutungsfördernden Salbe, die etwas brennt, eingerieben wurde. Die Untersuchung beantwortet beim Asthma seltene Fragestellungen; häufig wird sie bei anderen begleitenden Lungenerkrankungen angewandt, Dauer ca. 15–20 min.

2.1.10 Lungenspiegelung (Bronchoskopie)

Spezialuntersuchungen wie die Lungenspiegelung (Broncho-skopie) sind besonderen Fragestellungen vorbehalten. Diese wird in der Regel in einem Krankenhaus durchgeführt und ist mit 1 Tag stationären Aufenthalts verbunden.

2.2 Allergietests

Bluttests (wie der RAST- oder der CAP-Test) suchen direkt nach IgE-Antikörpern. Man kann damit eine allgemeine Nei-gung zu Allergien (Gesamt-IgE) wie auch Sensibilisierungen gegen bestimmte Allergene feststellen. Dazu ist nur eine einzige Blutabnahme erforderlich, denn man kann aus einer Blutprobe 100 oder auch mehr Bestimmungen durchführen. Man be-schränkt sich sinnvollerweise auf die Bestimmung von für die Beschwerden wesentlichen IgE-Antikörpern. Es ist zu empfeh-len, Blut für Nachbestimmungen einfrieren zu lassen für den Fall, dass sich aus der Basisdiagnostik oder später neue Ge-sichtspunkte ergeben (Stufen-Diagnostik). Dies ist vor allem für kleinere Kinder wichtig, da somit erneute Blutentnahmen vermieden werden.

2.2.1 Pricktest und andere Hauttests

Spätestens ab dem Schulalter können Hauttests durchgeführt werden. Im Pricktest werden kleine Tröpfchen stark ver-dünnter Allergenlösungen (in Flüssigkeit gelöste Allergene) auf die Unterarme getropft und für jeden Tropfen oberfläch-lich durch die Haut gepikst. Wenn diese Stellen jucken oder sich eine Schwellung beziehungsweise Rötung zeigt, so spricht dies für eine allergische Reaktion. Es ist wichtig, dass die „Test-person" während der Prickzeit die Arme relativ ruhig hält und sich nicht kratzt. Abgelesen wird nach 20–30 min: Im Gegen-satz zu den Blutuntersuchungen ist das Ergebnis sofort (wäh-rend des Vorstellungstermins) verfügbar.

❯ Sogenannte Allergietabletten (Antihistaminika) müssen in der Regel eine Woche vor den Hauttests pausiert werden. Bitte in der Praxis nachfragen.

Mitunter genügt der Reibtest. Man reibt Allergene, z. B. Tier-haare, auf der Haut des Unterarms.

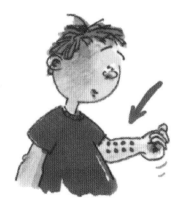

2

Wenn man im Blut keine Erhöhung der IgE-Antikörper findet und in den Hauttests keine Reaktion auf Allergene eintritt, so ist es sehr unwahrscheinlich, dass in den Atemwegen trotzdem eine allergische Entzündung besteht. Umgekehrt beweisen eine Erhöhung der IgE-Antikörper im Blut und eine Reaktion beim Hauttest allerdings noch nicht, dass das Kind auch an den Atemwegen überempfindlich gegen exakt diese Stoffe reagiert. Dies ist der Unterschied zwischen Sensibilisierungen und Allergien. Sensibilisierungen sind die Voraussetzung für eine Allergie, treten aber mindestens doppelt so häufig auf wie diese. Will man eine Klärung herbeiführen, muss die Antwort der Schleimhäute auf Allergene getestet (provoziert) werden.

Nachweis von IgE-Antikörpern
Pricktest auf der Haut
- Im Allgemeinen ab dem Schulalter möglich
- Ergebnis liegt sofort vor
- Antihistaminika 1 Woche vorher pausieren

RAST- bzw. CAP-Test aus dem Blut
- Unabhängig von Alter, Hautbeschaffenheit und Einnahme von Medikamenten
- Ergebnis nicht sofort verfügbar

2.2.2 Erweiterte Allergiediagnostik und Allergenprovokation

Der Nachweis einer Sensibilisierung bedeutet noch nicht den Nachweis einer Allergie oder einer allergischen Erkrankung. Manchmal ist der Zusammenhang eindeutig (Pollen, Tierhaare). Andererseits sind Sensibilisierungen doppelt so häufig wie Allergien. Daher möchte man vor der Einleitung aufwendiger Maßnahmen wie der spezifischen Immuntherapie so weitgehend wie möglich klären, ob das betreffende Allergen (gegen welches eine Sensibilisierung nachgewiesen wurde), tatsächlich eine Rolle im Krankheitsgeschehen spielt. Das entscheidende Bindeglied ist die Allergenprovokation. Im Alltag wird meist die nasale Allergenprovokation durchgeführt. Die Reaktion der Schleimhaut der Nase steht hier stellvertretend für das Verhalten der Schleimhaut der tiefen Atemwege (der Bronchien). Hierbei wird der Atemfluss durch die Nase vor und nach dem Einsprühen einer kleinen Menge des Allergens in die Nase gemessen. Gleichzeitig werden klinische Zeichen („Symptome") wie Niesen, Rötung der Schleimhaut, Sekretfluss, Gaumenjucken, verstopfte Nase oder Augenjucken registriert. Wesentlich für die Trefferquote ist die richtige Auswahl der Testlösungen, auf Grundlage der vorangegangenen Allergietests und der Krankheitsgeschichte. Sehr selten ist sogar das Einatmen von Allergenen erforderlich. Nach Provokation mit der Hausstaubmilbe können noch Stunden nach der Inhalation Veränderungen der Lungenfunktion oder auch Beschwerden beobachtet werden.

2.2.3 Komponentenbasierte molekulare Allergiediagnostik

Die komponentenbasierte molekulare Labordiagnostik durch Bestimmung von spezifischen IgE-Antikörpern gegen allergologisch besonders wichtige Allergenbestandteile (z. B. im CAP) hat in den letzten Jahren einen großen Aufschwung erlebt. Sie erlaubt innerhalb gewisser Grenzen eine Aussage darüber, ob eine Allergie relevant ist oder möglicherweise auf einer Kreuzreaktion (oder Kreuzallergie besteht, wenn IgE-Antikörper gegen ein bestimmtes Allergen in einem Stoff, z.B. Pollen, auch ein anderes - strukturähnliches - in einem anderen Stoff, z.B. Früchten, erkennen, siehe auch unter 1.3.1) beruht, ob Nahrungsmittel wegen des Risikos eines allergischen Schocks gemieden werden müssen und nicht zuletzt ob – vor allem bei Inhalationsallergenen – eine Hyposensibilisierung (spezifische Immuntherapie) als aussichtsreich eingeschätzt werden kann.

2.2.4 Diagnostik bei Nahrungsmittelallergien

Das Aufspüren der Allergieauslöser unter der Vielzahl der Lebensmittel erfordert sehr viel Geduld und manchmal detektivischen Spürsinn. Die Eigenbeobachtung ist dabei extrem wichtig. Mit ihrer Hilfe kann der Arzt im Gespräch den Kreis der möglichen Verursacher einer Allergie bereits einschränken. Zusätzlich stehen verschiedene Hauttestverfahren zur Verfügung.

Eine weitere Möglichkeit der Diagnostik besteht in der Auslassdiät: Über einen Zeitraum von 3–5 Tagen wird eine allergenarme Ernährung verordnet. Bleiben die Symptome bestehen, muss nach anderen Auslösern gesucht werden. Verschwinden die Beschwerden in dieser Zeit wird in Abstand von 2–3 Tagen der Speiseplan kontinuierlich erweitert. Solange sich keine allergische Reaktion zeigt, gehören diese Lebensmittel zu den erlaubten Speisen. Nahrungsmittel, die Beschwerden hervorrufen, müssen gemieden werden. Bei schweren Reaktionen auf Nahrungsmittel (Schock oder Anaphylaxie (allergische Sofortsituationen, die lebensbedrohlich sein können)) erfolgt die Diagnostik (Nahrungsmittelprovokation) im Krankenhaus.

2

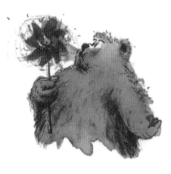

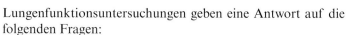

2.3   Lungenfunktionsprüfung

Lungenfunktionstests sind für die Beurteilung des Asthma bronchiale von entscheidender Bedeutung, da sie
- die Funktion des bei Asthma betroffenen Organs messen (der Lunge),
- Veränderungen entdecken, die sonst noch verborgen bleiben,
- den Schweregrad von Funktionseinschränkungen festlegen,
- einen objektiven Vergleich in der Verlaufskontrolle ermöglichen,
- schmerzfrei und nicht unangenehm sind.

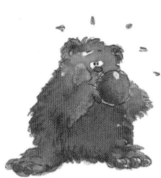

Lungenfunktionsuntersuchungen geben eine Antwort auf die folgenden Fragen:
- Wie viel Luft kann das Kind maximal ein- und ausatmen?
- Wie schnell kann es diese Luft ausatmen?
- Sind die Atemwege frei?
- Wie empfindlich sind die Atemwege gegenüber Auslösereizen?
- Erweitern sich die Atemwege nach der Inhalation von Medikamenten?
- Besteht eine Überblähung?

Die Dauer der einzelnen Untersuchungen liegt im Allgemeinen bei weniger als 30 Minuten.

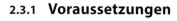

2.3.1   Voraussetzungen

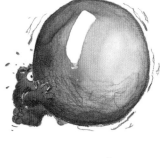

Ab dem Schulalter sind in der Regel alle Routineuntersuchungen möglich. Die Ergebnisse der Lungenfunktion liegen meist innerhalb von Minuten vor. Anhand der Werte oder aufgezeichneten Kurven können Eltern, Kinder und die Untersucher das Ergebnis innerhalb von Minuten im Anschluss an den Test nachvollziehen. Es wird besprochen, verglichen und fließt in die Beratung und den Therapieplan ein. Die Angabe der Ergebnisse erfolgt in Litern bzw. Litern pro Sekunde. Alternativ kann die Funktion als Vergleich in Prozenten von sogenannten Sollwerten – d. h. Durchschnittswerten gesunder Kinder – ausgedrückt werden.

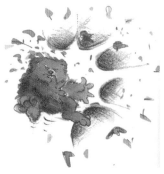

Bei den meisten Tests atmet das Kind sitzend oder stehend über ein Mundstück in ein Schlauchsystem. Die Nase ist manchmal mit einer kleinen Schaumstoffklemme verschlossen, um zu vermeiden, dass während der Atmung ein Leck entsteht. Die Aufmerksamkeit des Patienten ist ganz auf die Anweisungen bzw. das „Anfeuern" des Untersuchers gerichtet. Alternativ werden digitale Animationen verwendet. Die Verlässlichkeit der Messdaten steht und fällt mit der Mitarbeit der Kinder. Die Aussagekraft einzelner Tests kann deshalb bei der „Premiere" mitunter noch eingeschränkt sein. Bleibt die Mitarbeit trotz aller Anstrengungen unbefriedigend, ist meist nach

5 aufeinanderfolgenden Versuchen der Punkt erreicht, wo die Aufmerksamkeit nachlässt. Dann ist es geschickter, die Untersuchung an einem anderen Termin wieder aufzunehmen. Später bekommt das Kind Spaß an der Sache, Routine stellt sich ein. Mit der Häufigkeit der Durchführung wächst die Perfektion, und der Zeitaufwand wird immer geringer.

Es ist üblich, am Morgen des Untersuchungstages keine inhalierbaren bronchialerweiternden Medikamente, insbesondere β_2-Mimetika, einzunehmen.

Dies trifft nicht zu, wenn Beschwerden bestehen: Bitte nachfragen!

Wie oft die Lungenfunktionsuntersuchungen durchgeführt werden, hängt vom Verlauf der Erkrankung, dem Ergebnis der vorausgegangenen Untersuchungen und der Therapie ab. Bei Säuglingen und Kleinkindern sind einige Lungenfunktionsuntersuchungen nur in Spezialkliniken und vor allem zu Forschungszwecken möglich. Im Folgenden werden einzelne Tests erläutert.

2.3.2 Messung der Luftmenge, die ein- und ausgeatmet werden kann

Das größtmögliche (maximale) Atemvolumen (Vitalkapazität) wird mit Spirometern gemessen. Von Seiten des Kindes wird so tief wie möglich ein- und ausgeatmet. Bei den „klassischen" Spirometern führt der an das Mundstück angeschlossene Atemschlauch in eine mit Sauerstoff gefüllte „Glocke". Ein solches „Glockenspirometer" ist auf der Abbildung schematisch dargestellt.

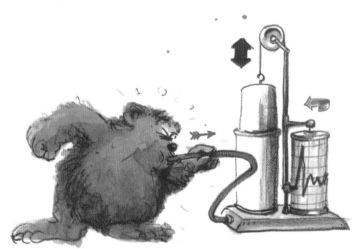

Die Glocke hebt oder senkt sich mit den Atemzügen. Ein Schreiber überträgt die Bewegungen auf einen Papierstreifen einer sich drehenden Trommel. Auf diesem kann man nachher ablesen, wie viel Luft ein- und ausgeatmet worden war.

2

Heute wird die Strömung der Atemluft zu jedem Zeitpunkt mit einem Messkopf bestimmt und daraus das Atemvolumen berechnet. Die Untersuchung ist auch außerhalb des Lungenfunktionslabors mit tragbaren elektronischen Gräten möglich (telemedizinisch wichtig). Voraussetzung ist eine perfekte Durchführung. Da diese nicht immer gegeben ist, liegt hierin die wichtigste Fehlerquelle.

2.3.3 Messung des Fassungsvermögens der Lunge

Neben der Vitalkapazität wird zusätzlich die Luftmenge bestimmt, die trotz einer vollständigen Ausatmung in der Lunge verbleibt (Residualvolumen). Bei einer sog. „Lungenüberblähung" ist diese erhöht. Der Test kann mithilfe von Helium in spezialisierten Kliniken auch schon bei 3- bis 4-Jährigen durchgeführt werden.

Ab dem Schulalter kann der Lungeninhalt im Ganzkörper(„Body")-Plethysmografen, einer luftdicht verschlossenen Kammer, bestimmt werden. Ältere Kinder und Erwachsene sitzen während dieser Untersuchung in einer durchsichtigen Kabine. Die Glastür wird zur Untersuchung geschlossen; eine Sprechanlage stellt den Kontakt mit der „Außenwelt" und den Anweisungen des Untersuchers her. Durch ein Schlauchsystem, welches nach außen führt, atmet der Patient ruhig ein und aus; gleichzeitig wird der Luftdruck in der Kammer bestimmt. Aus den Druck- und Volumenveränderungen wird nicht nur die Atemluft, sondern auch die nach dem Ausatmen in der Lunge verbliebene Luftmenge berechnet. Obwohl die Untersuchung vielen Kindern Spaß macht, erfordert der Aufenthalt in der Kammer bei einigen anfangs etwas Mut und Überwindung.

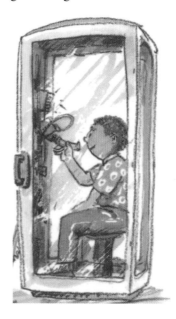

2.3.4 Ausatemgeschwindigkeit

Um Informationen darüber zu gewinnen, ob und wo eine Verengung der Atemwege vorliegt, beurteilt man die Luftströmung während der gesamten Ein- und Ausatemphase. Dieser Atemfluss wird in Form einer Kurve aufgezeichnet, zunächst bei normaler, später bei tiefer Atmung. Auf Anweisung wird zunächst ruhig so tief wie möglich eingeatmet und anschließend die Luft schnell und vollständig (mindestens 5 Sekunden lang) ausgeblasen. Die Auswertung liefert eine Reihe von Messwerten wie die mittlere Ausatemgeschwindigkeit oder die größtmögliche erreichbare Luftströmung – den Atemspitzenfluss oder „Peak Flow".

Besonders interessant ist die in der ersten Sekunde ausgeatmete Luftmenge, die sog. „Sekundenkapazität" (oder FEV_1). Dieser Messwert eignet sich besonders gut zum Vergleich der Lungenfunktion an verschiedenen Terminen oder in unterschiedlichen Lungenfunktionslabors. Die Untersuchung lässt sich mit tragbaren elektronischen Geräten auch auf der Krankenstation oder zu Hause schnell, einfach und genau durchführen (zunehmende Bedeutung in der Telemedizin).

2.3.5 Atemwegswiderstand

Die Feststellung einer Atemwegsverengung ist auch bei ruhiger, gleichmäßiger, „normaler" Atmung möglich. Der dem Luftstrom in den Atemwegen entgegengesetzte Widerstand wird über ein Mundstück gemessen. Es werden keine großen Anforderungen an die Mitarbeit gestellt.

Mit dieser Methode kann man Verengungen in den Luftwegen frühzeitig erfassen, bevor das Kind sie selbst wahrnimmt. Diese Tests werden daher gerne in Verbindung mit den Empfindlichkeitsprüfungen eingesetzt. Ort der Untersuchung ist meist ebenfalls der Bodyplethysmograf.

2.3.6 Fluss-Volumen-Kurve

So nennt man die Darstellung der Luftströmung während des gesamten Atemzyklus, der Ein- und Ausatmung: Der Kurvenverlauf erzählt Bände darüber, wie es in der Lunge aussieht. So kann abgeschätzt werden, an welcher Stelle eine Verengung vorliegt. Die Qualität der Mitarbeit kann hervorragend beurteilt werden.

2.4 Kann man die Atemwege künstlich weiten oder verengen?

Ein typisches Zeichen des Asthma bronchiale in der Lungenfunktion ist die gesteigerte Atemwegsvariabilität, d. h. die Fähigkeit zu raschen Veränderungen des Atemwegskalibers. Man kann diese auf verschiedene Art und Weise überprüfen.

2

2.4.1 Atemwegserweiterung (Bronchospasmolyse)

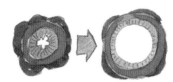

Hier wird versucht, die Atemwege durch ein Medikament – meist ein β_2-Mimetikum – zu erweitern und die Lungenfunktionen vor und nach der Gabe des Medikaments zu vergleichen. Dazu gehen wir folgendermaßen vor:

- Feststellung des Ausgangs- oder Basiswerts in der Lungenfunktion
- Inhalation des bronchialerweiternden Medikaments, meist eines β_2-Mimetikums
- Wiederholung der Messung nach 15 min

Beurteilt wird,
- ob eine Besserung der Lungenfunktion („Ansprechen auf das Medikament") eintritt,
- wie weit diese Besserung reicht,
- welche Lungenfunktionswerte betroffen sind,
- ob sich das „Ansprechen" auf die erweiternden Medikamente im Vergleich zu den Voruntersuchungen verändert hat (Verlaufskontrolle).

Da keine andere Erkrankung der Luftwege auf die Inhalation eines bronchialerweiternden Medikaments in der gleichen Weise wie das Asthma bronchiale reagiert („anspricht"), kann der Bronchospasmolysetest den endgültigen Beweis für die richtige Diagnose liefern. Er hilft auch bei der Entscheidung, ob eine Dauertherapie erforderlich ist.

2.4.2 Empfindlichkeitsprüfungen

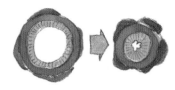

Bei der Mehrzahl der Patienten mit Asthma ist die Lungenfunktion im beschwerdefreien Zeitraum normal. Die „bronchiale Provokation" stellt das Gegenteil der Atemwegserweiterung dar, nämlich die kontrollierte Anwendung eines dosierten Asthmareizes. Sie wird nur bei Patienten mit normalen Ausgangswerten begonnen: Sie überprüft, wie stabil die Atemwege sind.

Dabei beantwortet sie u. a. folgende Fragen:
- Verschlechtert sich die Lungenfunktion?
- Wie intensiv muss der Auslösereiz sein?
- Wie schnell tritt die Verengung ein?
- Wie schnell wird der Normalzustand wieder erreicht?
- Welche Medikamente erweitern die Atemwege wieder?
- Welche Medikamente schützen?

Bei allen Untersuchungen, die möglicherweise Atembeschwerden auslösen können, ist ein Arzt anwesend. Die Inhalation von bronchialerweiternden Medikamenten mit „Sofortwirkung" bessert in diesem Falle Beschwerden rasch. Erkältungskrankheiten (Virusinfekte) sollten der diagnostischen Klarheit zuliebe länger als 6 Wochen zurückliegen. Im Zweifelsfall nehmen Sie bitte mit dem Arzt Rücksprache. Klären Sie auch die Anwendung beziehungsweise das Pausieren von Medikamenten.

Reizung durch Anstrengung

Das Kind läuft 5–6 Minuten lang frei oder entsprechend einer festgelegten Belastung und Geschwindigkeit auf dem Laufband. Der Höhepunkt der Atemwegsverengung liegt meist einige Minuten nach der Beendigung der Belastung. Die Reaktion klingt gewöhnlich innerhalb einer halben Stunde von selbst ab. Wie bei allen Belastungsuntersuchungen können auch hier bei Beschwerden rasch wirksame atemwegserweiternde Medikamente inhaliert werden.

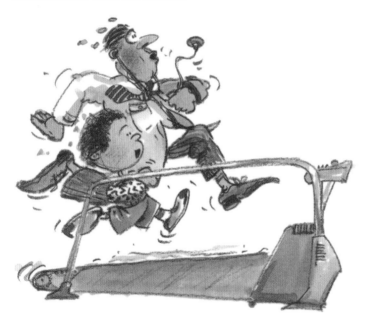

Reizung durch Kaltluft

Bei der „Kaltluftprovokation" wird über mehrere Minuten trockene Kaltluft (bis zu –20 °C) über ein Mundstück geatmet. Neben der Wärme wird den Atemwegen dadurch ebenfalls Feuchtigkeit entzogen. Um die übrigen Bedingungen möglichst wenig zu verändern (und damit keine Übelkeit eintritt), werden Sauerstoff und Kohlensäure zugeführt. Die Verengung der Atemwege beginnt nach einigen Minuten. Es kann auch eine sog. „Spätreaktion" auftreten.

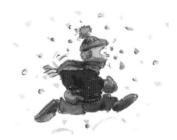

Reizung durch Medikamente

Es werden bestimmte Medikamente (wie Methacholin) inhaliert, die bei Personen mit Asthma zu einer stärkeren Verengung der Luftwege führen als beim Rest der Bevölkerung. Man beginnt mit einer kleinen Dosis und steigert diese schritt-

2

weise. Nach jeder Inhalation wird die Lungenfunktion gemessen. Bei einem Abfall der Lungenfunktion um mehr als 20 % wird die Untersuchung beendet. Neben der Stärke der Reaktion ist die bis dahin inhalierte Dosis wichtig. Sie beschreibt einen „Schwellenwert", der die Empfindlichkeit der Atemwege charakterisiert und zur Verlaufsbeurteilung verwendet wird.

Inhalation von Allergenen

Selten muss man im Kindesalter die Inhalation von Allergenen durchführen. Man rät zu der Untersuchung gewöhnlich nur vor dem Hintergrund einer wichtigen Therapieentscheidung, wie beispielsweise einer Hyposensibilisierungsbehandlung gegen die Hausstaubmilbe. Auch diese Inhalation wird abgebrochen, sobald eine Reaktion („Frühreaktion") auftritt. Im Unterschied zur Laufbelastung, „Kaltluftprovokation" oder Prüfung der Reizbarkeit durch Medikamente treten asthmatische Beschwerden oder eine Verengung der Luftwege als Antwort auf die Inhalation von Allergenen – wie etwa der Hausstaubmilbe – nicht selten erst nach 6–10 h auf (Spätreaktion). Daher verbringt der Patient die Nacht nach der Inhalation im Krankenhaus oder unter engmaschiger Beobachtung. Die Lungenfunktion wird regelmäßig gemessen. Nach einer inhalativen Allergenbelastung kann die Reizbarkeit der Luftwege über einen längeren Zeitraum erhöht sein. Daher sind diese Tests nicht beliebig oft wiederholbar. Im klinischen Alltag oder in der Praxis werden sie meist durch die nasale Provokation ersetzt.

2.5   Peak Flow

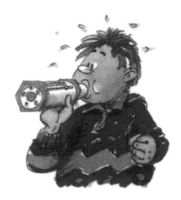

Peak Flow (Spitzenfluss, Atemspitzenstoß) heißt die größtmögliche erreichbare Strömungsgeschwindigkeit der Luft während einer schnellen, starken Ausatmung. Die Dauer der Ausatmung ist hierfür nebensächlich. Messungen des Peak Flow können mit Hilfe handlicher, billiger, robuster und nahezu wartungsfreier Minigeräte (Peak-Flow-Meter) erfolgen. Der wesentliche Vorteil liegt darin, dass Lungenfunktionsuntersuchungen in der gewohnten Umgebung in beliebiger Häufigkeit möglich werden. Sie liefern damit Informationen unter alltäglichen Bedingungen „vor Ort" wie bei der Telemedizin. Beim Erlernen kann es hilfreich sein, wenn die Eltern mit gutem Beispiel vorangehen. Die Durchführung ist denkbar einfach. Möglicherweise wird es in baldiger Zukunft möglich sein, elektronische Messgeräte zur Erfassung der gesamten Fluss-Volumen-Kurve zu einem erschwinglichen Preis zu Hause zu etablieren.

2.5.1 Durchführung der Peak-Flow-Messung

Am besten funktioniert der Test im Stehen. Auf jeden Fall sollte stets die gleiche Position eingenommen werden, um die Werte vergleichen zu können. Das Peak-Flow-Gerät wird möglichst waagrecht gehalten. Die Skala sollte der Hand gegenüberliegen, damit der Zeiger nicht blockiert wird. Der Zeiger soll vor der Messung auf der Null stehen und er darf nicht behindert werden. Dann wird so tief wie möglich eingeatmet. Anschließend wird das Mundstück mit den Lippen fest umschlossen und die Luft so kräftig und so schnell wie möglich ausgeblasen. Der Wert am Zeiger wird abgelesen. Der Zeiger wird nun in die Ausgangsposition zurückgestellt. Der Test wird insgesamt 3-mal durchgeführt und der höchste Wert der 3 Messungen notiert. Falls eine Inhalationstherapie mit einem bronchialerweiternden Medikament durchgeführt wird, misst man den Peak Flow vor und 15 min nach Anwendung des Medikaments. Dies gilt auch für die Verwendung im Notfall.

2.5.2 Interpretation der Peak-Flow-Messung

Wichtiger als die in der Abbildung dargestellten „Sollwerte", die aus den Durchschnittswerten gleich großer gesunder Kinder berechnet wurden, ist die individuelle „Bestmarke". Sie wird durch Mittelung der bei mehrmaliger Messung in beschwerdefreiem Zustand ermittelten Bestwerte über 2 Wochen bestimmt. Die morgendlichen Werte sind die wichtigsten, da das Bronchialsystem in den frühen Morgenstunden seinen Tiefstand hat. Das „Ampelschema" teilt die Messwerte ein in einen grünen, gelben und roten Bereich. Der grüne Bereich endet 20 % unter dem individuellen Bestwert, danach beginnt der gelbe. Der gelbe endet bei 50 % des individuellen Bestwerts, danach beginnt der rote Bereich. Dieser ist gleichzusetzen mit einem Notfall.

Bei korrekter Durchführung der Messungen (ohne „Mogeln"!) sind die Werte bei schätzungsweise 70 % der Patienten recht zuverlässig und die Messung für die Therapiedurchführung hilfreich. Beim Rest zeigt der Peak Flow entweder eine Verschlechterung nicht rechtzeitig an oder er schwankt, obwohl der Verlauf eigentlich stabil ist. Dann sollte man den Peak Flow in einer Schulung üben oder, wenn das nichts bringt, andere Möglichkeiten der Therapiesteuerung suchen.

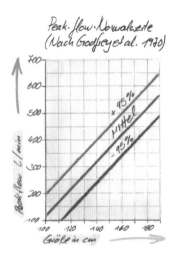

2

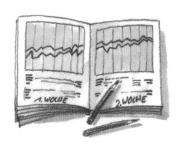

2.5.3 Peak Flow als Mittel zur häuslichen Therapiesteuerung

Zur häuslichen Therapiesteuerung mit dem Peak-Flow-Meter wird ein „Verlaufstagebuch" angelegt. Morgens (dies ist am allerwichtigsten!!) und manchmal auch mittags und abends wird gemessen. Die Werte vor und nach der Inhalation eines bronchialerweiternden Medikaments werden beispielsweise mit verschiedenen Farben (Vorschlag: blau = vor der Inhalation, rot = 10 min nach Inhalation) im Verlaufstagebuch notiert. Die Auswertung der Tagebücher gibt Antwort auf folgende Fragen:

- Wie stabil sind die Atemwege?
- Wann werden besondere Belastungen oder Auslöser wirksam?
- Wie stark sind die tageszeitlichen Schwankungen?
- Wie spricht die Bronchialverengung auf Medikamente an?
- Wie groß sind die Unterschiede zwischen einzelnen Tagen?

Erfolg oder Misserfolg einer Umstellung der Behandlung – vor allem mit vorbeugenden Medikamenten – können über einen längeren Zeitraum beurteilt werden. Ein weiteres wichtiges Einsatzgebiet der Messung des Peak-Flow-Meters ist vor, während und nach dem Sport. Die Peak-Flow-Messung ist auch Bestandteil eines Notfallplans. Da die Ärzte genauso wie die Patienten dazulernen möchten, bitte die Tagebücher zu den Arztbesuchen mitbringen.

2.5.4 Peak Flow als Frühwarnsystem

Ein Abfall oder starke Schwankungen der Messwerte im Vergleich zu vorangegangenen Untersuchungen um mehr als 20 % (vom grünen in den gelben Bereich) kündigen eine Verschlechterung an. Somit dient der Peak Flow auch als Frühwarnsystem! Es ist wichtig zu wissen, ob die schlechten Messwerte auch nach der Inhalation mit bronchialerweiternden Mitteln fortbestehen. Für jeden Patienten können Grenzwerte festgelegt werden, wann zusätzliche Inhalationen oder eine Therapieintensivierung erforderlich werden. Das Ergebnis ist ein „Therapiekorridor" mit verschiedenen Grenzwerten. Manche schwören auch auf ein „Ampelschema". Die Grenzwerte beziehen sich immer auf den „individuellen Bestwert". Zeigt das Peak-Flow-Gerät nach Inhalation eines bronchialerweiternden Medikaments sogar weniger als 50 % (hier beginnt der rote Bereich) des individuellen Bestwertes an, ist im Allgemeinen ein notfallmäßiger Arztbesuch – wenn nicht sogar ein Klinikaufenthalt – notwendig. Parallel sollte der Notfallplan einschließlich Kortisontabletten durchgeführt werden. Bei einem schweren Asthmaanfall kann es sein, dass das Gerät plötzlich überhaupt nichts mehr anzeigt: Sofort noch einmal mit bronchialerweiternden Medikamenten inhalieren,

Kortisontabletten nehmen und ärztliche Hilfe suchen. Meist wird die Anschaffung von den Kassen übernommen, obwohl im strengen Sinne keine Verpflichtung besteht.

2.6 Ergänzende Lungenfunktionsdiagnostik

Anhand der sogenannten. Diffusionskapazität lässt sich präzise erkennen, wie gut ein eingeatmetes Testgas – stellvertretend für Sauerstoff – pro Zeiteinheit von den Lungenbläschen in die kleinen Blutgefäße übertreten kann. Das Messergebnis liegt nach wenigen Minuten vor.

Mit Hilfe des Stickstoffauswaschtests lassen sich Belüftungsstörungen frühzeitig erkennen. Er ist besonders sensibel und dient der Früherkennung von kleinen Lungenveränderungen im Langzeitverlauf.

Routinelungenfunktionsdiagnostik
- Peak Flow: Spitzenfluss, Atemspitzenstoß
- Spirometrie: kleiner Lungenfunktionstest
- Ganzkörperplethysmograf („Body"): großer Lungenfunktionstest
- Erweiterungstests (Bronchospasmolyse)
- Belastungs- und Provokationstests

2.7 Asthmakontrolle

Auch Fragebögen zur Erhebung verschiedener Symptome mit dem Ziel der Feststellung eines Asthmakontrollscores können bei der Diagnosestellung, Therapieplanung und Einschätzung der Wirksamkeit der Behandlung nützlich sein. Mit der folgenden Liste können Eltern und Kinder einschätzen, wie gut die Behandlung mit Medikamenten wirkt. Der Begriff „Beschwerden" bezieht sich in der Regel auf die Symptome Pfeifen, Husten, Engegefühl im Brustkorb und Luftnot.

Hat Ihr Kind in einer der letzten Wochen…	Ja	Nein
nachts ohne Beschwerden geschlafen?	☐	☐
tagsüber kaum Beschwerden bemerkt?	☐	☐
die Aktivitäten im Alltag weitgehend ungehindert ausführen können?	☐	☐
die Bedarfsmedikation nicht häufiger als 2-mal in der Woche benötigt?	☐	☐
normale Peak-Flow-Werte gemessen?	☐	☐
keine Asthmaanfälle gehabt?	☐	☐

2

Wenn alle Fragen mit „**Ja**" beantwortet werden, dann ist das Kind entweder nicht krank oder die Behandlung sehr gut auf die Erkrankung abgestimmt und ausreichend. In der medizinischen Sprache wird von einem „kontrollierten Asthma" gesprochen. Alles spricht dafür, dass es an der Zeit ist, zu prüfen, ob die Therapie schrittweise gelockert werden kann.

Wenn eine oder mehrere Fragen mit „Nein" beantwortet werden, sollte mit dem Arzt besprochen werden, wie die Behandlung verbessert werden kann. Denn dies ist erforderlich. Wenn dies nicht gelingt, muss an der Diagnose gezweifelt werden.

2.7.1 Asthmakontrolltest (ACT) für Ältere (über 12 Jahre)

Im Praxisalltag stehen noch ausführlichere Tests, wie der Asthmakontrolltest (ACT) für Ältere (>12 Jahre) zur Verfügung. Die Bögen sind unter den im ▶ Abschn. 5.6.2. aufgeführten Internetadressen abrufbar. Dabei werden für verschiedene Fragen 0–5 Punkte vergeben. Die Fragen selbst sind in ▶ Kap. 5 enthalten. Wenn 25 Punkte erzielt werden, war das Asthma bronchiale in den vergangenen 4 Wochen unter Kontrolle. Bei 16–19 Punkten war das Asthma noch im Zielbereich: es war nur teilweise unter Kontrolle, mit Luft nach oben. Dies sollte Anlass sein, einen Termin mit dem Arzt zu vereinbaren, um zu besprechen wie eine bessere Kontrolle erreicht werden kann. Bei 15 oder weniger Punkten wird festgestellt, dass das Asthma während der letzten 4 Wochen nicht unter Kontrolle war und dringend ein Arzttermin vereinbart werden sollte. Dieser soll entscheiden, welche Schritte nötig sind. Falls kein Arzt erreichbar ist oder das Vorgehen bereits im Vorfeld besprochen worden war, so ist es jetzt Zeit, den Plan B (Vorgehen bei Exazerbationen) zu starten, bevor die „Puste ganz ausgeht". Ein Nachteil des Tests besteht darin, dass auch Husten als wesentliches Kriterium eines Kontrollverlustes des Asthma bronchiale angegeben werden kann beziehungsweise muss. Dies ist allerdings ein vieldeutiges Zeichen, welches auch bei einer Reihe von anderen Erkrankungen wie akuten Infekten oder auch als funktionelle Störung, auftritt. Daher müssen Testresultate mit dem Arzt besprochen werden.

2.7.2 Asthmakontrolltest (ACT) für Kinder zwischen 4 und 11 Jahren

Das Gleiche gilt für den Asthmakontrolltest (ACT) für Kinder zwischen 4 und 11 Jahren, der unter den im ▶ Abschn. 5.6.2. aufgeführten Internetadressen abrufbar ist. Ein Teil der Fragen wird von den Eltern, ein Teil von den Kindern ausgefüllt.

Wichtig ist, dass Kinder und Eltern unabhängig voneinander ihre Einschätzung abgeben – manchmal ergibt dies interessante Unterschiede. Ist die Gesamtpunktzahl 19 oder kleiner, kann dies bedeuten, dass das Asthma des Kindes nicht so gut kontrolliert ist wie es sein könnte. Das Ergebnis muss mit dem Arzt besprochen werden. Wie beim ACT für Ältere besteht ein Nachteil des Tests darin, dass auch Husten als wesentliches Kriterium eines Kontrollverlustes des Asthma bronchiale angegeben werden kann beziehungsweise muss. Dies ist allerdings ein vieldeutiges Zeichen, welches auch bei einer Reihe von anderen Erkrankungen wie akuten Infekten oder auch als funktionelle Störung, auftritt. Daher müssen auch hier Testresultate mit dem Arzt besprochen werden.

Therapie: Asthma behandeln

Inhaltsverzeichnis

3

3.1   Ziele

Das wichtigste Ziel der Dauertherapie ist die Vermeidung von Asthmabeschwerden und die Verbesserung der Lebensqualität. Kinder mit Asthma sollen ohne Einschränkungen an der Schule und am Sport teilnehmen können. Die komplexe Behandlung ist einfach – wenn fokussiert vorgegangen wird.

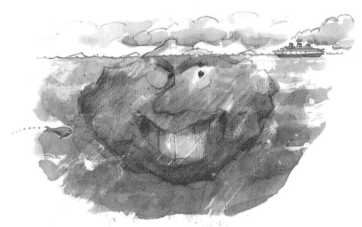

Asthmaanfälle sind nur die Spitze eines Eisbergs...

Wichtige Gesichtspunkte:
- Nicht die Erkrankung, sondern das Wohlbefinden in der Familie und im Umgang mit Freunden, regelmäßiger Schulbesuch, Spiel und Sport stehen im Mittelpunkt aller Bemühungen. Das Leben des Kindes mit Asthma bronchiale braucht sich in nichts von dem seiner Altersgenossen zu unterscheiden, außer in der Einhaltung einiger vorbeugender Maßnahmen, regelmäßiger Therapie und Kontrolle.
- Vorbeugende Medikamente zu nehmen ist besser, als einen Asthmaanfall zu behandeln. Kindergarten- oder Schulbesuch sind keine Gründe, eine regelmäßige Therapie auszusetzen. Auch häufige milde Asthmaanfälle bedürfen einer Langzeitbehandlung. Eine erfolgreiche Therapie nicht zu früh abbrechen, sondern ausreichend lange beibehalten! Nach Asthmaanfällen ausreichend lange nachbehandeln!
- Um die Therapie nach der Richtschnur „so viel wie nötig, so wenig wie möglich" zu steuern, ist der Einsatz moderner Diagnostik erforderlich. Außer in leichten Fällen ist ab dem Schulalter eine häusliche Lungenfunktionsmessung mit dem Peak-Flow-Gerät angebracht. Eine Normalisierung der Messwerte in der Lungenfunktion wird angestrebt, um mögliche Folgeschäden zu vermeiden.

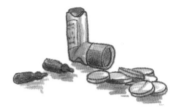

3.1.1   Die Übersicht nicht verlieren

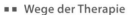

Die Vielzahl der Medikamente mag auf den ersten Blick verwirrend sein: Tabletten, Sprays, Zäpfchen, Inhalationslösung, Saft, Pulver…

Es ist nicht schwer, einen Überblick über die Vielzahl der Medikamente zu gewinnen:

Bezogen auf die Anwendung unterteilt man in

- Medikamente, die am Ort des Geschehens wirken und deshalb inhaliert werden (inhalative Medikamente)
- Medikamente, die eingenommen werden oder den Ort des Geschehens direkt über das Blut erreichen (systemische Medikamente)

■ ■ Wege der Therapie

Inhalativ:
- Druckvernebler (z. B. Pari Boy, Omron)
- Dosieraerosol (Spray) mit und ohne Inhalationshilfe
- Dosieraerosol mit atemzuggesteuerter Auslösung
- Pulverinhalation

Systemisch:
- Tabletten und Saft (oral)
- Zäpfchen (rektal)
- Spritzen in die Vene (intravenös), unter die Haut (subkutan) oder in den Muskel (intramuskulär)

3.1.2   Dosierung muss genau gesteuert werden

❯ Nach Möglichkeit die Medikamente auf dem Wege der Inhalation anwenden!

Die Dosierung der Medikamente richtet sich nach Alter, Gewicht oder Körpergröße des Patienten, seinem Tagesrhythmus und dem Schweregrad der Erkrankung. Am besten ist es, die Tages- und Einzeldosis für die Dauerbehandlung schriftlich festzulegen und die Dosierung für das Eintreten einer Verschlechterung und von Notfällen bereits vorweg zu klären und auch schriftlich festzuhalten. Dies ist ärztliches Spezialwissen.

3

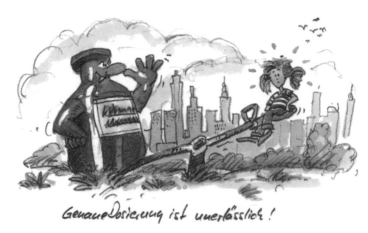

Genaue Dosierung ist unerlässlich!

Falls die Dosis selbständig verändert werden kann, sollte ein Rahmen vereinbart werden, in dem sich Dosisvariationen bewegen sollen.

Die Tendenz geht dahin, Medikamente für die Dauertherapie zu entwickeln, die selten – wünschenswerterweise nur einmal täglich – angewendet werden müssen. Einmal täglich anzuwendende Medikamente werden von vielen Patienten am verlässlichsten angenommen!

❯ Unerwünschte Wirkungen von Medikamenten kündigen sich gewöhnlich durch leichte Begleiterscheinungen an. Schwerere Probleme sind daher meist vermeidbar, auch wenn dazu ärztliche Kontrollen erforderlich sind.

Beim näheren Hinsehen lassen sich alle Asthmamedikamente von der Wirkung her in eine der beiden folgenden großen Gruppen einordnen:
– Bronchialerweiternde Mittel: vor allem β_2-Mimetika und Theophyllin
– Entzündungshemmende oder stabilisierende Medikamente: vor allem Kortikosteroide

3.2   Kunst des Inhalierens

Asthma bronchiale ist eine Erkrankung der Atemwege! Auf den inhalativen Medikamenten liegt somit ein besonderer Fokus. Diese sollten also so effektiv wie möglich in die Atemwege gelangen, möglichst wenig geschluckt werden oder im Mundraum verbleiben. Die Inhalation mag mitunter etwas mühseliger sein, als schnell eine Tablette „einzuwerfen", aber es lohnt sich. Bei richtiger Anwendung, gelingt es dem Patienten, das Medikament direkt dort zu platzieren, wo es wirken soll. Das Erfolgsrezept der Inhalation von Medikamenten besteht darin, am Ort des Geschehens mit der geringsten Dosis die größte Wirkung bei der niedrigsten Rate unerwünschter Begleiterscheinungen zu erzielen. Bei der Notwendigkeit einer Langzeitbehandlung ist die Verträglichkeit und Effizienz der wesentliche Punkt. Es gibt verschiedene Möglichkeiten der Inhalation. Grundsätzlich lassen sie sich auch gut kombinieren. Im Internet sind auf verschiedenen Seiten konkrete Hinweise mit Demonstrationsvideos zur Einübung der Technik abrufbar.

■■ Tipps
— Es gibt Übungsgeräte, die Anwendungsfehler anzeigen.
— Neues Medikament beschaffen, bevor das vorhandene leer ist!
— Achtung: Während es bei Tabletten offensichtlich ist, wenn sie zur Neige gehen, trifft dies bei den Inhaltsstoffen von Inhalatoren (Spray und Inhalationspulver) nicht immer zu.
— Manche Geräte und Zusätze von Geräten (z. B. die Spacer) müssen gereinigt werden.

■■ In der Arztpraxis
— Lassen Sie sich erklären, warum welches Gerät das richtige für Sie ist.
— Lassen Sie sich erklären, wie das Ihnen empfohlene Gerät funktioniert und worauf Sie achten sollen.
— Führen Sie vor, wie Sie das Gerät benutzen.

3.2.1 Inhaliergeräte (Druckvernebler)

In nahezu allen Lebensaltern gewährleistet ein elektrisch betriebener Druckvernebler eine zuverlässige Medikamentenaufnahme. Das Gerät besteht aus einem Kompressor zur Erzeugung der Druckluft, der Inhalationskammer und einem Schlauchsystem. Die Inhalationslösungen werden von einer Düse so fein zerstäubt, dass sie bis in die Lungenbläschen vordringen.

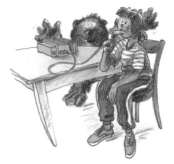

Für Säuglinge und Kleinkinder eignet sich als Aufsatz des Schlauchsystems am ehesten eine Atemmaske (gegebenenfalls vorher Nasentropfen anwenden!), für größere Kinder ein Mundstück. Geeignete Geräte für den Hausgebrauch werden speziell vom Arzt verschrieben. Die Einzelinhalation mit dem Druckvernebler dauert 5–10 min.

3

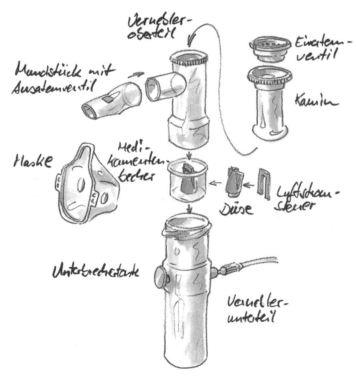

Die Inhalationslösung richtet sich nach dem Bedarf: Physiologische, d. h. 0,9%ige Kochsalzlösung (NaCl) allein befeuchtet die Atemwege. Sie kann selbst hergestellt werden (1 gehäufter Teelöffel Salz auf 1 l abgekochtes Wasser), ist aber auch käuflich erhältlich. Von der Lösung werden 2–4 ml in den Behälter für die Inhalierlösung eingemessen. Bei bestimmten Erkrankungen wie einer obstruktiven Bronchitis wird auch mit 3%iger Lösung (etwa die 3fache Menge Kochsalz wie bei 0,9%iger NaCl-Lösung) inhaliert. Diese Konzentration trägt dazu bei, die Lunge von zähem Sekret zu reinigen.

■ ■ Welche Medikamente können im Druckvernebler inhaliert werden?

In Deutschland sind Kortikosteroide und β_2-Mimetika als Inhalierlösung oder „Inhalat" im Handel. β_2-Mimetika werden in Tropfenform oder als Inhalt von Ampullen hinzugefügt. Kortikosteroide gibt es in Ampullen. Die Dosierung wird von Ärzten nach dem Gewicht oder Alter der Kinder berechnet. Dies ist Spezialwissen.

❯ Der Effekt eines Medikaments hängt von dem Anteil ab, der den gewünschten Wirkungsort in der Peripherie der unteren Atemwege erreicht. Selbst bei guter Inhalationstechnik gelangen durchschnittlich nur 30 % des freigesetzten Wirkstoffes in die unteren Atemwege, der Rest bleibt in den oberen Atemwegen (Nase, Mund, Rachen), im Vernebler oder in den Schläuchen hängen. Da der Anteil bei unzureichender

Inhalationstechnik noch geringer ist, ist die wiederholte Übung entscheidend. Der Anteil der Medikamente, welcher in den Raum vernebelt wird, ist unschädlich.

Ein Nachteil der Druckvernebler ist der Aufwand, zeitlich und apparativ: Akkubetriebene tragbare Geräte stehen zur Verfügung, haben aber eine begrenzte Verneblerleistung.

Es ist wichtig, sich den Gebrauch, die Wartung und die Reinigung der Geräte von medizinischen Fachkräften oder dem Sanitätshaus ausführlich erklären zu lassen. Ältere Kinder können selbst damit umgehen. Häufig kommt von ihnen der Wunsch, auf die bequemeren Sprays oder Pulverinhalatoren umzusteigen, sobald die akute Krankheitsphase überstanden ist. Dann kann die Feuchtinhalationen mit dem Vernebler auf 1-mal täglich reduziert werden oder bis zum nächsten Infekt pausieren.

3.2.2 Sprays (Dosieraerosole)

Dosieraerosole oder Sprays sind mehr als nur die „Taschenausgaben" des Verneblers. In der Regel kommt bei gesunden Atemwegen und optimaler Inhalationstechnik mit modernen Sprays nach einem einzelnen Sprühstoß mindestens so viel in den tiefen Atemwegen an. Die Abschätzung des Einsatzes ist ärztliches Spezialwissen. Die einzelnen Sprühstöße werden „Hübe" genannt. Neben β_2-Mimetika können Anticholinergika und Kortisonpräparate aus Dosieraerosolen inhaliert werden. Die richtige Anwendung erfordert Training – manchmal mit Übungssprays. Folgende Technik hat sich ab dem Schulalter bewährt:

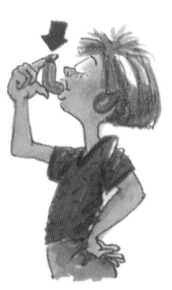

- Schutzkappe abnehmen
- Dosieraerosol gut schütteln
- Behälterboden zeigt nach oben
- Kopf aufrecht halten und so tief wie möglich ausatmen
- Das Mundstück in den Mund nehmen
- Mit den Lippen fest umschließen
- Kräftig und gleichmäßig einatmen, gleichzeitig fest auf den Behälterboden drücken und den ausströmenden Aerosolstoß mit einatmen
- Einige Sekunden (falls möglich 5–10 s) den Atem anhalten
- Mundstück aus dem Mund nehmen und langsam über die Nase ausatmen
- Mund ausspülen

Selbst bei optimaler Technik erreicht nur ein Teil der Medikamente die Lunge. Der Rest verbleibt im Nasen-Rachen-Raum (Aufprall mit 30 km/h).

Während Asthmabeschwerden ist die Atmung unruhiger, oberflächlicher und schneller. Eine Atempause zur korrekten Inhalation aus Spraydosen ist nicht ohne Weiteres möglich.

Bei einigen Kindern (und Erwachsenen) ist die erforderliche „Hand-Mund-Koordination" nicht gewährleistet. Dann ist in jedem Fall auf Inhalierhilfen oder Pulverinhalatoren zurückzugreifen. Eine alternative Weiterentwicklung sind selbstauslösende Sprays, bei denen die Wirkstofffreisetzung bei Beginn der Einatmung aktiviert wird (Autohaler). Andere Inhalatoren erzeugen einen Nebel, der eingesogen wird (Respimat).

> Hinweis: Spraydosen nicht der prallen Sonne aussetzen (Reisen etc.)!

Fazit: Die Technik üben … üben … üben … üben und bei jedem Arztbesuch überprüfen lassen.

3.2.3 Inhalationshilfen für Sprays

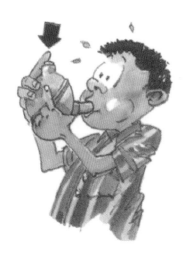

Inhalationshilfen (Spacer) werden zwischen Spraydosen und Atemwege zwischengeschaltet. Auf der einen Seite der Inhalationshilfe wird die Spraydose aufgesteckt. Der Sprühstoß verliert seine Geschwindigkeit, und die Wirksubstanz verteilt sich in dem Behälter. Sie kann bei ruhiger Atmung ohne besondere Manöver über das andere Ende tief eingeatmet werden und dringt bis in die Lungenbläschen (Alveolen) vor. Etwa ab dem Kindergartenalter wird ein Mundstück benutzt. Für Säuglinge und Kleinkinder stehen Inhalationshilfen mit Atemmasken zur Verfügung. Fünf Atemzüge nach einem Sprühstoß sind im Allgemeinen ausreichend. Die Techniken, mit denen Eltern die mangelnde Kooperation von Säuglingen ausgleichen, sind unterschiedlich: während des Schlafs, beim Schreien etc. Es ist zu empfehlen, jeweils nur 1 Hub auf einmal in die Inhalationshilfe zu sprühen.

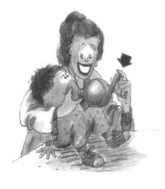

Der einzige wirkliche Nachteil einiger Inhalierhilfen besteht darin, dass sie relativ sperrig sind. Einige der auf dem Markt angebotenen Modelle sind weder preiswert noch passen sie auf jede Spraydose. Welches System Sie auch immer benutzen: Lassen Sie sich den Gebrauch gut erläutern!

3.2.4 Inhalation von Medikamenten in Pulverform

Eine weitere Alternative zu Verneblern besteht in Pulverinhalatoren. Das Einsaugen des Pulvers geschieht während der schnellen Einatmung. Es ist ein gewisser Sog notwendig, um den inneren Widerstand der Geräte zu überwinden. Von kleinen Kindern oder während eines schweren Asthmaanfalls kann dieser nicht aufgebracht werden. Auch nach der Inhalation von Pulver einige Sekunden lang die Luft anhalten!

In Pulverform stehen β_2-Mimetika, Kortikosteroide und
LAMA (lang wirkende antimuskarinerge Substanzen, siehe
auch ► Abschn. 3.3.3) zur Verfügung. Am ehesten sollten vorbeugende Medikamente in der Pulverform angewendet werden,
da im akuten Stadium bei der Inhalation einiger Präparate ein
Hustenreiz hervorgerufen werden kann. Bei anderen Präpara-
ten ist das Pulver so fein, dass die Einatmung gar nicht bemerkt
wird. Es ist darauf zu achten, dass nicht in den Pulverinhalator
ausgeatmet wird, da die Feuchtigkeit den Mechanismus beein-
trächtigen und zu Verklumpungen führen kann.

Während eines Asthmaanfalls sollten β-Mimetika in erster
Linie über Sprays oder Vernebler angewendet werden, da der
Sog für Pulverinhalatoren möglicherweise nicht ausreicht.

3.3 Medikamente

In den folgenden Abschnitten werden die Eigenschaften der
wichtigsten Medikamente erläutert. Bitte lassen Sie sich zeigen, zu welcher Gruppe die Ihrem Kind verschriebenen Mittel
gehören.

Es gibt zwei Gruppen von Medikamenten:
- Vorbeugende und entzündungshemmende Medikamente
  stabilisieren die Atemwege gegen Auslösereize: Kortikosteroide und Montelukast
- Atemwegserweiternde Medikamente (β_2-Sympathomimetika
  und LAMA) helfen im Falle von Beschwerden, schützen
  aber auch für eine bestimmte Zeitspanne vor einer Verengung

3.3.1 β_2-Sympathomimetika (β_2-Mimetika)

Rasch wirksame β_2-Sympathomimetika oder kürzer β_2-
Mimetika sind die Klassiker unter den Asthmamedikamenten.
Sie haben chemisch Ähnlichkeiten mit dem körpereigenen Stoff
Adrenalin, welcher den Körper in Alarmbereitschaft versetzt.
Dieser gehört zum sympathischen Nervensystem, welches die
Körperfunktionen aktiviert.

Wirkungen und Anwendung

Wenn ein Anfall auftritt, lösen rasch wirksame β_2-Mimetika innerhalb von Minuten die Verkrampfung der Bronchialmuskulatur.
Sie sprengen die Verschnürung des Bronchialbaums und öffnen
die Atemwege. Aus diesem Grund sind β_2-Mimetika die idealen
Bedarfs- bzw. Notfallmedikamente. β_2-Mimetika sollen auch
den Schleimtransport aus der Lunge durch Beschleunigung des
Schlagens der Flimmerhärchen unterstützen. Sie sind aber nicht
nachhaltig, insbesondere haben sie keinen Einfluss auf Ent-
zündungsreaktionen und bessern keine Allergie.

3

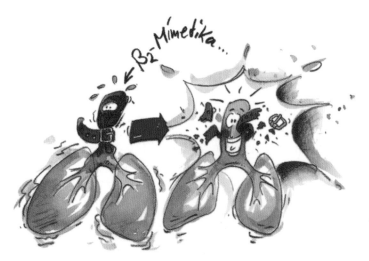

Die Substanznamen der Medikamente lauten beispielsweise Clenbuterol, Salbutamol, Terbutalin, Reproterol, Fenoterol, Formoterol, Salmeterol, Odonterol, Vilanterol etc. Also: die letzten Buchstaben sind meist „ol".

Idealerweise werden β_2-Mimetika inhaliert. Die Wirkung setzt bei den kurz wirksamen (wie Salbutamol) innerhalb von Minuten nach dem Gebrauch ein. Nach der Inhalation hält die Wirkung der meisten β_2-Mimetika für 3–6 h an, bei Salmeterol und Formoterol bis zu 12 h, Odonterol und Vilanterol 24 h.

β_2-Mimetika werden beispielsweise zusammen mit 2–3 ml einer Trägerlösung (meist 0,9%ige Kochsalzlösung) in den Behälter des Verneblers gefüllt und daraus inhaliert. Die Dosierung in Tropfen pro Anwendung und die Obergrenzen für die Anwendung ist vom Arzt festzulegen.

Die Alternative ist die Anwendung in Sprayform. Wird mehr als 1 Hub pro Einzeldosis verordnet, so kann man zur Optimierung der Wirkung zwischen den Spraystößen einige Minuten verstreichen lassen.

Sofort wirksame β_2-Mimetika können zur Vorbeugung von Beschwerden gezielt vor absehbaren körperlichen Anstrengungen wie Sport, beim Hinausgehen in kalte Witterung oder abends (bei nächtlichem Husten) eingesetzt werden. In Beschwerdeperioden kann man kurz wirksame β_2-Mimetika einige Tage lang 4- bis 6-mal täglich anwenden. Eine Absprache mit dem Arzt ist jedoch unerlässlich, da längerdauernde Beschwerden ein Zeichen dafür sind, dass man eine vorbeugende entzündungshemmende Therapie einführen oder intensivieren muss.

Bei akuter Atemnot wird von vielen ein Inhaliergerät (gegebenenfalls unter Zufuhr von Sauerstoff) verwendet. Falls keines zur Verfügung steht, ist der Gebrauch von Inhalationshilfen zu empfehlen.

Im Säuglings- und Kleinkindalter wird neben der Inhalationslösung auch flüssiges Salbutamol zum Trinken eingesetzt, bei älteren Jugendlichen oder Erwachsenen gibt es sehr selten Tabletten mit verzögerter Wirkstofffreisetzung (Retardtabletten).

Unerwünschte Wirkungen

Als Nebenwirkung von β_2-Mimetika zeigt sich manchmal kurz nach der Anwendung Muskelzittern (beispielsweise der Hände) oder Unruhe. Beides wird als unangenehm empfunden, es droht aber keine ernsthafte Gefahr, und die Erscheinungen klingen von selbst ab. Darüber hinaus ist eine Beschleunigung des Herzschlags möglich. Diese Zeichen sind vom Patienten oder den Eltern leicht selbst festzustellen. Es ist fast nie erforderlich, deswegen auf β_2-Mimetika zu verzichten. Manchmal genügt eine leichte Verminderung der Dosis. Bei Säuglingen oder besonders gefährdeten Patienten ist die erste Anwendung von β_2-Mimetika in der Praxis oder dem Krankenhaus zu empfehlen. Eine Langzeitanwendung von inhalativen β_2-Mimetika – ob kurz wirkend oder lang wirkend – ohne zusätzliche entzündungshemmende Medikamente wie Kortikosteroide kann ungünstig sein. β_2-Sympathomimetika entfalten im Bedarfsfall dann keine Wirkung mehr. β_2-Sympathomimetika sollen nicht gegeben werden bei Patienten mit einer Reizleitungsstörung, dem „Long-QT-Syndrom". Sie können dann zu schwerwiegenden Herzrhythmusstörungen (Torsade-de-pointes-Tachykardie) führen. Als Alternative kann Ipratropiumbromid verwendet oder die prophylaktische Therapie intensiviert werden. Das Vorgehen sollten Sie mit den kinderärztlichen Spezialisten (für Herz und Lunge) besprechen.

Es gibt auch den Fall, dass Bedarfsmedikamente zu häufig benötigt und benutzt werden. Dies kann bis zum Beweis des Gegenteils als ein Hinweis dafür gesehen werden, dass eine adäquate entzündungshemmende Langzeittherapie entweder nicht vorhanden oder unterdosiert oder nicht regelmäßig angewendet wird. Der FeNO (Stickstoffmonoxid in der Ausatemluft)-Wert ist dann oft hoch und die Asthmakontrolle schlecht. Ein zu häufiger Gebrauch der Bedarfsmedikamente ist in der Regel ein Zeichen dafür, dass das Asthma nicht in der richtigen Art und Weise behandelt wird.

Da β_2-Mimetika schnell Erleichterung bringen und einfach anzuwenden sind, besteht die Versuchung, sich allein auf sie zu verlassen oder sie zur Leistungssteigerung zu missbrauchen (Doping). Hier tritt eine Gewöhnung mit Wirkungsverlust bei stärkeren Beschwerden und der Notwendigkeit immer höherer, giftiger Dosen auf.

β_2-Mimetika gibt es trotz ähnlicher oder identischer Inhaltsstoffe unter vielen verschiedenen Namen: So sieht man es in der Praxis nicht selten, dass Patienten mehrere Sprays mit verschiedenen β_2-Mimetika nebeneinander benutzen. Dies wird noch komplizierter durch Kombinationspräparate, manchmal auch noch aus der COPD (chronisch obstruktive Lungenerkrankung)-Therapie. Viele Hersteller bevorzugen für Salbutamol – das am häufigsten verordnete β_2-Mimetikum – die Farbe blau, sodass die Bezeichnung „das blaue Spray" gleichbedeutend mit Bedarfs- oder Notfallspray ist.

3

β₂-Mimetika mit langer Wirkdauer

In den letzten Jahren wurden β₂-Sympathomimetika mit langer Wirkdauer entwickelt. Diese haben den Vorteil, dass die Anwendung nur alle 12–24 h notwendig ist. Formoterol zum Beispiel hat einen schnellen Wirkungseintritt und die Wirkung hält 6–12 h lang an. Salmeterol hat einen langsamen Wirkungseintritt (30 min) und die Wirkung hält bis zu 12 h vor. Formoterol ist daher sowohl als Bedarfsmedikament (Notfallmedikament) als auch in Kombination mit einem inhalativen Kortikosteroid als Dauermedikament einzusetzen. Odonterol und Vilanterol sollen 24 h lang wirken.

Wichtig: Lang wirksame β₂-Sympathomimetika sind nur für die Daueranwendung gedacht. Sie dürfen in der Dauertherapie nur zusammen mit inhalativen Glukokortikoiden eingesetzt werden. Viele der lang wirksamen β₂-Sympathomimetika sind daher nur als Kombinationspräparat mit inhalativen Glukokortikoiden im Handel.

Kombinationspräparate

Um β₂-Sympathomimetika vor dem Wirkungsverlust zu schützen, werden diese mit inhalativen Glukokortikosteroiden fest kombiniert. Auch diese wirken in der Kombination besser. Die „Fixkombis" gehören daher heute zum Standard. Es gibt sie als Sprays und Pulver zur Inhalation. Die Wirkdauer variiert von 6–12 und bis zu 24 h. Die Domaine ist die Langzeitanwendung – für die Patienten oft eine komfortable Therapie. Eine Anwendung von LABA (lang wirksame ß2-Sympathomimetika) zusammen mit inhalativen Kortikosteroiden über einige Tage oder Wochen ist möglich während Erkältungskrankheiten.

▪▪ Übersicht
- Notfall bzw. Bedarfssprays (β₂-Mimetikum) mit sofortiger und relativ kurzer Wirkung: Salbutamol, Fenoterol, Terbutalin, Repoterol
- Notfall bzw. Bedarfsspray (β₂-Mimetikum) mit längerer Wirkung zur gleichzeitigen Verwendung in der Dauertherapie nur mit inhalativen Kortikosteroiden: Formoterol
- β₂-Mimetika nur zur Langzeittherapie in Kombination mit inhalativen Kortikosteroiden: Salmeterol, Vilanterol, Odonterol. Hier ist der Wirkungseintritt zwischen 15 und 30 min

---

β2-Mimetika
- Ähneln dem körpereigenen „Stresshormon" Adrenalin aus dem Nebennierenmark
- Lösen die Verkrampfung der Atemmuskulatur (Bronchospasmus)
- Wirkung tritt bei den Notfallsprays innerhalb von Minuten nach der Inhalation ein („Sofortwirkung")

- Hemmen die allergische Frühreaktion an den Atemwegen
- Wirkdauer der sofort wirksamen beträgt 2–9 h, der lang wirksamen bis zu 24 h

Unerwünschte Wirkungen der β2-Mimetika
- Muskelzittern und Herzklopfen: verschwinden von selbst ohne bleibende Schäden und können durch Dosisanpassung vermieden werden
- Gefahr der Gewöhnung und dadurch des Wirkungsverlustes bei langdauernder alleiniger Anwendung: Erhöhung der Hyperreagibilität und Verkürzung der Wirkdauer

3.3.2 Glukokortikosteroide (Kortikosteroide)

Glukokortikosteroide (auch: Kortikosteroide) ähneln dem körpereigenen Hormon Kortison aus der Nebennierenrinde und erhalten daher auch manchmal diesen Namen. Kortison wird bei Stress vermehrt gebildet und ins Blut ausgeschüttet.

Kortikosteroide sind die stärksten vorbeugenden Medikamente gegen die Bronchialwandentzündung. Ihre Wirkung (oder vielmehr die Vielzahl ihrer verschiedenen Wirkungen) ist wie die eines Feuerlöschers gegen Entzündungszellen gerichtet.

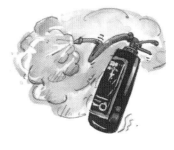

Entzündungszellen werden deaktiviert oder verschwinden aus der Schleimhaut. Die Schleimhautschwellung geht zurück. Auch Allergien werden gebremst und die Wirkung von β_2-Mimetika verstärkt. Von der Einnahme von Tabletten oder Saft bzw. der Anwendung von Zäpfchen bis zum Wirkungseintritt dauert es allerdings mindestens 30 min, bis zur vollen Wirkung einige Stunden. Daher sind Kortikosteroidtabletten beim akuten Anfall eher verzögert wirkende Feuerlöscher. Niedrig oder mittelhoch dosierte inhalierbare Kortikosteroide werden wegen des erzeugten „Schutzpanzers" in Schulungen auch mit Schildkröten verglichen. Der Zeitraum bis zum Wirkungseintritt bzw. der vollen Wirkung nach Beginn der Inhalation von Kortikoiden liegt im Bereich von Wochen! Wenn Kortison systemisch (als Tabletten oder Zäpfchen) nur über kurze Zeit (einige Tage) angewendet wird, ist die Verträglichkeit selbst in hoher Dosierung sehr gut. Auf die unerwünschten Wirkungen bei Langzeitanwendung wird im Detail eingegangen werden.

Die Substanznamen der Medikamente zur Inhalation heißen beispielsweise Beclometason, Budesonid, Flunisolid, Fluticason, Ciclesonid, Mometason etc. Als Tabletten oder Zäpfchen gibt es Prednison, Prednisolon, Betametason oder Dexamethason. Die letzten beiden Buchstaben sind also meist „on".

3

> **Kortikosteroide („Kortison", Glukokortikoide, Steroide)**
> — Ähneln chemisch dem menschlichen Hormon Kortison aus der Nebennierenrinde
> — Wirken antiallergisch
> — Wirken abschwellend
> — Wirken entzündungshemmend
> — Schützen die Atemwege

Dauertherapie mit inhalativen Kortikosteroiden

Bei längerfristiger Gabe ist immer die Inhalation anzustreben. Falls ein β_2-Mimetikum und ein inhalatives Kortikosteroid verschrieben wurden, wird immer zuerst das β_2-Mimetikum inhaliert. Grund: Wenn die Bronchien weit sind, kann sich das Kortikosteroid gleichmäßig über die Atemwege ausbreiten, und es besteht ein günstiges Dosis-Wirkungs-Verhältnis. Die Benutzung von Inhalationshilfen mit Atemmasken erlaubt die Anwendung selbst bei Säuglingen und Kleinkindern.

Bis zum vollen Wirkungseintritt der Sprays, Pulver oder Inhalationslösungen können durchaus Tage bis Wochen vergehen. So lange dauert es, bis sich die Entzündung der Bronchialschleimhaut bessert. Mit dem Peak Flow lässt sich der Erfolg messen und mit dem Peak-Flow-Protokoll dokumentieren. Der Lungenarzt bedient sich zur Beurteilung der Effektivität auch des FeNO. In der Lungenfunktion können sich Überblähungszeichen oder Zeichen der Veränderungen der kleinen Luftwege zurückbilden. Die Überempfindlichkeit der Bronchien – gemessen beispielsweise in der Provokation oder bei körperlicher Belastung – nimmt ab.

Inhalative Kortikosteroidbehandlung in Dosieraerosolform

Bei Anwendung von Kortisonsprays wird immer versucht, die geringstmögliche noch wirksame Kortikosteroiddosis in der vorbeugenden Dauertherapie herauszufinden. Da auch nach Absetzen inhalativer Kortikosteroide die Wirkung bis zu 6 Wochen anhalten kann, werden Änderungen nur in langsamen Schritten unter regelmäßigen Lungenfunktionskontrollen geplant. Bei der richtigen Dosisanpassung sind Peak-Flow-Messungen und die Messung von NO im Exhalat (Ausatemluft) sowie die Erhebung des Symptomscores (Abfrage von Art und Intensität von Symptomen) große Hilfen. Setzt man die Dosis zu schnell herab, lässt sich im Peak Flow typischerweise eine schrittweise Verschlechterung oder eine Zunahme der Schwankungen über mehrere Tage nachvollziehen, bevor es wieder zu Beschwerden kommt. Zwischen einzelnen Sprays bestehen große Unterschiede in der Wirkstärke und anderen pharmakologischen Besonderheiten.

Inhalative Kortikosteroide – Behandlung in Pulverform

Außer Sprays stehen gegenwärtig in Deutschland noch alle möglichen Applikatoren mit Pulverzubereitungen zur Inhalation zur Verfügung. Sie unterscheiden sich in der Freisetzung des Wirkstoffes, dem zur korrekten Anwendung erforderlichen Atemmanöver und einer Reihe weiterer Details. Auch sie sind handlich und leicht mitzuführen. Unterweisung, Kontrolle und Überprüfung der Anwendung sind wesentlich für den Erfolg und finden im Prinzip bei jeder Arztvorstellung statt. Für jeden Patienten wird das zu ihm passende Modell ausgewählt. Ein eigenmächtiger Austausch des verschriebenen Präparates durch die Apotheke muss mit dem Arzt rückgekoppelt werden.

Unerwünschte Wirkungen inhalativer Kortikosteroide

Nach der Inhalation muss der Mund zur Vermeidung eines Pilzbelags gründlich gespült werden. Eine nur vorübergehend auftretende Nebenwirkung der Kortikosteroidsprays ist die tiefere Stimme („Zarah-Leander-Syndrom"). Nach Therapierende bekommt die Stimme rasch wieder ihren normalen Klang. Bei hoher Dosis ist eine Wachstumsverlangsamung von 1–2 cm im ersten Jahr der Therapie möglich. Zur Einteilung, was niedrig/mittel/hoch in Bezug auf jedes einzelne inhalative Kortisonmedikament bedeutet, sei auf die Tabelle in ▸ Abschn. 5.3. verwiesen. Sie entstammt der nationalen Versorgungslage Asthma bronchiale. Wenn sich daraus Fragestellungen ergeben, besprechen Sie diese offen mit Ihrem Arzt. Auf keinen Fall inhalative Kortisonmedikamente eigenständig absetzen.

Inhalative Kortikosteroide mit langer Wirkdauer

In den letzten Jahren wurden inhalative Kortikosteroide entwickelt, deren Wirkdauer 24 h reicht. Beispiele sind Ciclesonide, Fluticasonfuroat oder Mometason. Für den Patienten hat dies den Vorteil, dass er nur einmal am Tag an die Anwendung denken muss.

Kombinationspräparate

Mehrere inhalative Kortikosteroide sind in Kombinationspräparaten zusammen mit langwirksamen β_2-Mimetika auf dem Markt. Für den Patienten hat dies den Vorteil, dass er nur ein Medikament benutzen muss. Dies vereinfacht die Therapie erheblich. Es gibt sogar ein Kombinationspräparat, welches für Jugendliche zugelassen ist und nur einmal am Tag benutzt werden muss.

Andere Patienten möchten die Dosis auch bei Kombinationspräparaten variieren. Auch dies hat sich als eine wirksame Therapieform erwiesen. Die Mindestmenge in der Anwendung beträgt zum Beispiel 1 Hub täglich, das Maximum 3-mal 2 Hübe. In manchen Studien hat sich dieses Vorgehen, bei dem der geschulte Patient die Dosis selbstständig variiert, bewährt.

Für andere Patienten gibt es Kombinationspräparate in verschiedenen Stärken. Der Arzt muss entscheiden, welches Vorgehen für welchen Patienten passt.

Wiederum andere Patienten möchten Kombinationspräparate zum Beispiel nur für mehrere Wochen bei Infekten oder während der Allergiesaison anwenden. Auch dies kann ein sinnvolles Vorgehen sein. Wenn man eine solche Medikation bei bereits bestehenden Beschwerden startet, ist die Anfangsdosis meist höher als die ausschleichende Dosis. Auf die Dosis bezogen bedeutet das: „Hoch beginnen, niedrig weiterführen." Die Grenzen sollten vom Arzt festgelegt werden.

Für inhalative Kortikosteroide (Inhalationslösungen, Sprays und Pulver) gilt
- Intervall zwischen 2 Anwendungen variiert zwischen 12 h und 24 h
- Zeit bis zum vollen Wirkungseintritt beträgt Tage bis Wochen (vorbeugende Wirkung!)
- Nach Dauertherapie kann die Besserung noch lange anhalten
- Entscheidend für den Erfolg ist die Effektivität der Anwendung
- Wirkung durch Bestimmung des exhalierbaren Stickoxids (FeNO) in der Ausatemluft überprüfbar
- Jeder Patient muss „seinen" Inhalator finden
- Es sind keine Notfallmedikamente – bei akuter Atemnot helfen sie nicht!

Mögliche Nebenwirkungen
- Praktisch keine Nebenwirkungen bei niedriger Dosierung und optimaler Anwendung
- Manchmal tiefe Stimme (nach Absetzen wieder normal)
- Mundsoor (Pilzerkrankung, durch Ausspülen des Mundes vermeidbar)
- Optimale Deposition anstreben, z. B. durch Verwendung der Inhalationshilfen
- Bei mittlerer oder hoher Dosis Einfluss auf die Wachstumsgeschwindigkiet nicht auszuschließen. Die Ärztin dazu fragen, das ist Spezialwissen!

> Kinder oder Jugendliche mit hohen Dosen inhalierbarer Kortikosteroide oder mit häufiger oder regelmäßiger systemischer Kortikosteroidbehandlung gehören in die Hand erfahrener Kinderlungenärzte (pädiatrische Pneumologen). Diese wissen, wie Folgeschäden vermieden werden können.

Systemische Kortikosteroide

Bei besonders schweren Krankheitsverläufen ist es gelegentlich unumgänglich, Kortikosteroide über einen bestimmten Zeitraum unter engmaschiger regelmäßiger ärztlicher Kontrolle auch als Tabletten einzunehmen. Bei langfristiger Behandlung wird manchmal die Einnahme an jedem 2. Tag empfohlen, damit der Körper sich nicht an Kortikosteroide gewöhnt. Es sind regelmäßige ärztliche sowie augenärztliche Untersuchungen erforderlich. Um die Dosis so gering wie möglich zu halten, werden meist inhalative Kortikosteroide zusätzlich verwendet.

Die früher häufig angewandte Methode einer Kortisonspritze als Depot während der Pollensaison ist wegen ihrer Nebenwirkungen verlassen worden.

❯ Vor der Langzeitanwendung systemischer Kortikosteroide (Tabletten) muss geprüft werden, ob die Anwendung von Biologika möglich ist. Informationen dazu erhalten Sie unter ▶ Abschn. 3.3.5.

Kortikosteroide im Notfall

Bei einem schweren Asthmaanfall helfen inhalierbare Kortikosteroide nicht. Stattdessen werden Kortikosteroide in die Vene bzw. als Tabletten oder Saft gegeben. Sie sind die wirksamste, schnellste und zuverlässigste Maßnahme gegen die asthmatische Entzündung und in allen Therapieanleitungen für den Notfall bei Asthma oder Anaphylaxie enthalten. Bei kleinen Kindern und Säuglingen, die keine Tabletten nehmen, sind Kortisonzäpfchen das Mittel der Wahl. All diese Formen der Anwendung nennt man systemische Therapie. Die Kurzzeitverträglichkeit von systemischen Kortikosteroiden ist ausgezeichnet. Selbst bei einer einmaligen Anwendung hoher Dosen sind Befürchtungen, die unerwünschte Wirkungen betreffen, unberechtigt. Bis zum Wirkungseintritt vergehen 30 min, bis zur vollen Wirkung mitunter Stunden. Daher bei Notfällen gleich ausreichend dosieren! Nicht zu Hause auf die Wirkung vertrauen, sondern gleichzeitig den Arzt anrufen oder in die Klinik fahren. Die Dosis für den Notfall beträgt meist 50–100 mg Prednison oder Prednisolon (Notfallplan) siehe ▶ Abschn. 4.2.5 ! Einen Vorschlag für eine Kortikosteroidtherapie über mehrere Tage für den Fall, dass keine medizinische Hilfe erreichbar sein sollte, haben wir für Sie in ▶ Abschn. 4.2.6 dargestellt.

Nebenwirkungen der systemischen Kortikosteroide

Der Körper gewöhnt sich unter lang andauernder „systemischer" Behandlung (z. B. bei wochen- und monatelanger regelmäßiger Einnahme von Tabletten) an die Zufuhr von Kortikosteroiden. Er kann dann außerstande sein, in Stresssituationen – wie bei Erkältungskrankheiten, unter körperlicher Belastung usw. – körpereigenes Kortison selbständig in ausreichender Menge bereitzustellen. Daher ist die Dosis von

3

Kortikosteroiden für die Dauer von Erkältungskrankheiten unter Umständen zu erhöhen.

Schwere Nebenwirkungen der Kortikosteroidtabletten (Gewichtszunahme, Wachstumsstörungen, Blutzuckererhöhung, hoher Blutdruck, hoher Augeninnendruck, grauer Star) treten bei Anwendung über wenige Tage nicht auf. Sie sind bei ärztlicher Überwachung rechtzeitig zu erkennen. Im Falle einer länger dauernden Anwendung von Kortison (länger als eine Woche) Dosis langsam verringern („ausschleichen"). Gegenwärtig und noch mehr in Zukunft trägt die Anwendung der neuen Therapieform mit Biologika dazu bei, die Notwendigkeit der Anwendung systemischer Kortikosteroide zu verringern und die Langzeitanwendung nach Möglichkeit ganz zu verlassen.

Zusammenfassung systemischer Kortikosteroide

Anwendung systemischer Kortikosteroide
- Einmalige hohe Dosis im Notfall
- In absteigender Dosis über eine Woche bei starken, anhaltenden Beschwerden
- In sehr niedriger Dosis (z. B. jeden 2. Tag) über Wochen bei sehr schwerem Verlauf (sehr selten)
- In der Langzeitanwendung nur, wenn vorher die Möglichkeit geprüft wurde, Biologika anzuwenden

---

Folgende Nebenwirkungen von systemischen Kortikosteroiden treten nur bei einer lang andauernden hochdosierten systemischen Anwendung auf:
- Infektionsabwehr ist herabgesetzt
- Wachstum verlangsamt sich
- Fettansatz
- Wangenrötung, Hautstreifen, Pergamenthaut
- Verminderte Knochendichte
- Erhöhter Blutzucker
- Bluthochdruck
- Grauer oder grüner Star

Diese Nebenwirkungen treten nicht bei inhalativen Kortikosteroiden auf. Falls inhalative Kortikosteroide in Kombination mit Betamimetika, Montelukast und LAMA nicht ausreichen, um ein Asthma zu kontrollieren, wird heute vor dem länger geplanten Einsatz von Kortikosteroiden angestrebt, sog. Biologika einzusetzen.

3.3.3 Weitere Medikamente

Die bisher besprochenen Medikamente stellen die Basis der Therapie dar. Nahezu jeder Patient mit Asthma bronchiale hat damit Erfahrungen gemacht. Die jetzt folgenden sind Alternativen, Ergänzungen, veraltete oder ganz brandneue Medikamente.

Montelukast – Leukotrienantagonisten

Botenstoffe der Entzündung – Leukotriene – benutzen Rezeptoren (Fühler) an Zellen der Atemwege und des Immunsystems, um sie zu reizen. Leukotrienantagonisten wie Montelukast blockieren diese Rezeptoren und dämpfen damit die Entzündung. Da nicht alle Patienten darauf ansprechen, wird Montelukast in der Regel (Ausnahme Belastungsasthma) nicht allein eingesetzt. Wenn es wirkt, ist es ein leicht anwendbares Medikament mit wenig Nebenwirkungen. Einer der Hauptzwecke des Einsatzes besteht darin, die Dosis inhalierbaren Kortisons klein zu halten oder zu verringern.

Wirkungsweise

Montelukast wirkt in erster Linie entzündungshemmend. Zum Beispiel werden Entzündungszellen (Eosinophile) im Blut reduziert. Im Vordergrund der Wirkung steht ein günstiger Einfluss auf den Husten. Bei guter Wirkung führt es auch zu einer Verminderung der Schleimsekretion. Im Idealfall tritt eine Erweiterung der Bronchien hinzu. Darüber hinaus hat Montelukast eine nachgewiesene Wirkung auf das Belastungsasthma. Hier ist es auch als Monotherapie – d. h. ausschließliche Behandlung ohne weitere Medikamente – im Kindesalter zugelassen. Die beste Wirkung entfaltet es bei jüngeren Patienten mit durch Infekte ausgelöste Asthmaepisoden. Montelukast kann sowohl bei akuten Beschwerden als auch zur Vorbeugung (Prophylaxe) von Bronchialobstruktion, nächtlichem Husten oder Zeichen der bronchialen Hyperreagibilität im Zusammenhang mit körperlichen Belastungen als Dauermedikation angewendet werden. Im Vergleich zu inhalativen Kortikosteroiden wirkt es bei den meisten Asthmaformen schwächer: vor allem bei größeren Kindern mit einer starken allergischen Komponente. In der Regel wird es in dieser Altersgruppe als Ergänzung zu inhalativen Kortikosteroiden verschrieben. Manchmal wird die Therapie bei Kleinkindern, die nicht inhalieren wollen, versucht.

Anwendung

Die Anwendung geschieht systemisch, d. h. über Mund, Magen und Blutbahn. Für Säuglinge ab dem 6. Lebensmonat ist ein Granulat zugelassen, welches süßlich schmeckt und zusammen mit etwas Beikost angeboten wird. Es löst sich im Magen auf. Die Dosis beträgt 4 mg täglich. Für Kleinkinder stehen süßlich wohlschmeckende Kautabletten zur Verfügung. Bis zum Alter von 6 Jahren beträgt die Dosis ebenfalls 4 mg, danach bis zum Alter von 14 Jahren 5 mg. Ab dem Alter von 15 Jahren wird die Erwachsenendosis von 10 mg täglich als Tablette gegeben.

3

Es ist lediglich eine Dosis/Tag erforderlich. Studien haben ergeben, dass es zusammen mit Mahlzeiten gegeben werden kann. Der Wirkeintritt erfolgt etwa nach 48 h. Die Wirkung kann nach 2–6 Wochen beurteilt werden.

Montelukast kann zusammen mit β_2-Sympathomimetika, Kortikosteroiden in inhalativer Form und anderen Asthmamitteln angewendet werden.

Praktische Hinweise

In der Regel wird ein Therapieversuch dann unternommen, wenn die Dosis von inhalativen Kortikosteroiden oberhalb des niedrigen Bereichs liegt (ärztliche Einschätzung). In diesem Fall ist der Zweck der Behandlung die Dosiseinsparung von Kortikosteroiden. Wie im Stufenplan erläutert konkurriert das Medikament mit LAMA oder LABA. Eine andere Anwendungsweise besteht darin, Montelukast für den Zeitraum von Infekten der Atemwege zusätzlich zu der Dauertherapie zu verwenden. Dies betrifft dann einen Zeitraum von ca. 3–6 Wochen (auch zur Nachbehandlung eines Infekts).

Nebenwirkungen

Montelukast ist in einigen Ländern das am häufigsten verschriebene Asthmamittel. Daher sind auch eine Reihe von Nebenwirkungen beschrieben. Relevant sind Bauchschmerzen, Kopfschmerzen, schlechte Träume und Stimmungsschwankungen. In den Altersgruppen, in denen das Medikament angewendet wird, sind diese Symptome natürlich auch ohne das Medikament gehäuft zu beobachten. Um zu entscheiden, ob eine Verursachung durch Montelukast vorliegt, unterbricht man die Behandlung für einige Wochen und versucht das Medikament nach einem gewissen Zeitraum erneut. Treten die gleichen Symptome auf, sind sie möglicherweise durch das Medikament mit hervorgerufen und dieses eignet sich nicht für das betreffende Kind. Die Symptome klingen von selbst ab. Möchte man die Therapie beenden, ist kein Ausschleichen erforderlich.

Kurz wirkende und lang wirkende antimuskarinerge Substanzen (SAMA und LAMA)

Antimuskarinerge Substanzen wie Ipratropiumbromid (kurz wirkende antimuskarinerge Substanz oder abgekürzt SAMA) und Tiotropiumbromid (lang wirkende antimuskarinerge Substanz oder abgekürzt LAMA) beeinflussen den Nervus vagus, der das Bronchialsystem klassischerweise vor allem nachts verengt. Dieser gehört zum Parasympathikus, der den Körper zur Ruhe schickt. LAMA verhindern eine Verengung und bremsen die Schleimsekretion der Atemwege. Ein anderer Name ist Anticholinergika.

Das SAMA Ipratropiumbromid ist seit Langem als atemwegserweiterndes Medikament bei einer schweren obstruktiven Bronchitis im Gebrauch. Die Halbwertszeit ist länger als bei inhalativen β_2-Sympathomimetika (z. B. Salbutamol). Deshalb wird es in der Regel nur 2-mal täglich angewendet. Bei Unverträglichkeit von inhalativen β_2-Sympathomimetika stellt es das Ersatznotfallmedikament der Wahl dar.

Das LAMA Tiotropiumbromid wird seit Langem bei erwachsenen Patienten mit einer sog. chronisch-obstruktiven Lungenerkrankung (COPD) als bronchialerweiterndes Medikament eingesetzt. Es muss nur einmal am Tag angewendet werden. Im Erwachsenenalter wird vor allem die Wirkung geschätzt, ein Zusammenfallen der Bronchien bei Belastung zu reduzieren. Dies spielt im Kindesalter keine entscheidende Rolle. Hier stehen die leichte bronchial-erweiternde Wirkung sowie der austrocknende Effekt bei vermehrter Schleimsekretion im Vordergrund.

Tiotropiumbromid ist seit einiger Zeit auch im Kindesalter in der Dauertherapie als zusätzliches Medikament bei schwerem bzw. schwer zu behandelndem Asthma bronchiale zugelassen.

Nebenwirkungen sind Mundtrockenheit und schneller Herzschlag. Es soll nicht angewendet werden bei einer Augeninnendruckerhöhung. Da es Überschneidungen mit β_2-Sympathomimetika sowohl bei den Wirkungen als auch bei den Nebenwirkungen gibt, und β_2-Sympathomimetika in der Regel leichter steuerbar sind und darüber hinaus einen verstärkenden Effekt bei der Anwendung mit Kortikosteroiden entfalten, spielen die LAMA auch international nur eine kleine Rolle im Behandlungskonzept.

Theophyllin

Theophyllin ist in vielen Ländern noch immer weit verbreitet. In den deutschsprachigen Ländern ist es ein Nischenprodukt der Asthmabehandlung geworden.

Wirkungsweise von Theophyllin

Theophyllin hat chemisch Ähnlichkeiten mit Koffein. Ähnlich wie β_2-Mimetika erschlafft es die Ringmuskelschicht der Bronchien und erweitert damit die Atemwege. Es wirkt atemanregend. Theophyllin soll zusätzlich das Zwerchfell, den wichtigsten Atemmuskel, stärken und auch leichte entzündungshemmende Eigenschaften besitzen. Theophyllin ist schwächer und langsamer wirksam als β_2-Mimetika. Man kann β_2-Mimetika und Theophyllin auch zusammen anwenden.

Anwendung von Theophyllin

Theophyllin kann nicht inhaliert werden. Es wird in Form von Tropfen, Tabletten, Kapseln oder kleinen Kügelchen geschluckt. Es wirkt erst, wenn im Blut eine bestimmte Konzentration, ein „Wirkspiegel", erreicht ist. In flüssiger Form wird Theophyllin vom Darm schnell aufgenommen. Nach der Einnahme dauert es etwa 1 Stunde, bis die größte bronchial-

3

erweiternde Wirkung erreicht ist. Von Kindern jenseits des Säuglingsalters wird Theophyllin schnell abgebaut und die Wirkung lässt rasch nach.

Selbst gleich schwere Kinder brauchen nicht gleich viel Theophyllin, um einen gleich hohen Wirkspiegel im Blut zu erreichen. Die einen benötigen mehr, die anderen weniger. Eine Überdosierung muss auf jeden Fall vermieden werden. Ein zu niedriger Medikamentenspiegel im Blut ist unwirksam.

„Spiegelbestimmung" von Theophyllin

Um abzuschätzen, welche Dosis für jedes Kind die richtige ist, gibt es die „Spiegelbestimmung": So nennt man die Messung der Menge eines Medikaments im Blut zum Zeitpunkt der „Spitzenkonzentration" nach einer Einnahme. Je nach dem Ergebnis wird die Tagesdosis erhöht oder verringert.

Für die Dauertherapie existieren daher Zubereitungen, von denen eine Dosis für 12 h geschluckt und die Aufnahme aus dem Darm künstlich verzögert wird („Retardform"). Der Wirkstoff wird dazu beispielsweise in kleinen Kügelchen versteckt. Diese geben ihren Inhalt nur in kleinen Portionen, gleichmäßig über mehrere Stunden verteilt, frei.

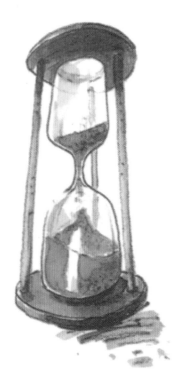

Große Kinder und Erwachsene nehmen Kapseln, die diese Kügelchen enthalten. Für Kleinkinder hat es sich bewährt, die Kapseln zu öffnen und die kleinen Kügelchen unter Brei, Joghurt etc. zu mischen. Auf diese Weise lässt sich der Inhalt auch teilen. Die höchste Konzentration im Blut, der „Spitzenspiegel", wird mit dieser Zubereitung 4–8 h nach der Einnahme erreicht. Die Form der Einnahme gestattet es meist, mit nur 2 Dosen Theophyllin pro Tag auszukommen. Manche Ärzte ziehen es bei nächtlichen Beschwerden vor, die Abenddosis höher als die Morgendosis anzusetzen. Im Krankenhaus wird Theophyllin bei schweren Anfällen als Dauertropf (Infusion) in die Vene gegeben. Teilen Sie bitte bei der Aufnahme Ihres Kindes im Krankenhaus jede vorausgegangene Einnahme von Theophyllin mit.

Besonderheiten und Nebenwirkungen von Theophyllin

Bei Erkältungskrankheiten und fieberhaften Infekten (Schnupfen, Grippe) wird Theophyllin langsamer abgebaut, sodass es leichter zu einer Überdosierung kommt. Es empfiehlt sich, bei Fieber über 40 °C über 24 h bereits vor dem Auftreten von Nebenwirkungen die Dosis zu verringern. Diese Dosisanpassung gilt auch bei der Einnahme anderer Medikamente, die möglicherweise den Abbau von Theophyllin beeinflussen. Im Zweifelsfall den behandelnden Arzt anrufen!

Schwere Nebenwirkungen oder eine Überdosierung von Theophyllin kündigen sich mit Kopfschmerzen, Übelkeit, Bauchschmerzen, Erbrechen und Unruhe an. Die gleichen Zeichen, insbesondere Magendrücken, können während der ersten Tage der Einnahme auch bei korrekter Dosierung auftreten. Sie sind vermeidbar, wenn mit einer niedrigeren Dosis begonnen wird und diese schrittweise bis zur gewünschten gesteigert wird.

Auf keinen Fall die Dosierung eigenständig erhöhen! Falls das Kind nach der Einnahme erbrochen hat, in der Regel nichts nachgeben!

Theophyllin
- Ähnelt dem Koffein
- Wirkt atemwegserweiternd
- Wirkungseintritt hängt von Darreichungsform ab
- Wirkdauer beträgt bei Retardtabletten 6–12 h
- Bei Langzeittherapie Überprüfung des Theophyllinspiegels im Blut
- Bei fieberhaften Infekten Dosis halbieren

Mögliche Nebenwirkungen von Theophyllin
- Hohe Dosierung: Konzentrationsstörungen, Überaktivität, Schlafstörungen
- Überdosis: Übelkeit, Kopfschmerzen, Bauchschmerzen, Krampfanfälle
- Rücksprache mit dem Arzt!

3.3.4 Medikamentenwechselwirkungen

Einige schmerzstillende und fiebersenkende Mittel können bei Patienten mit Asthma bronchiale Beschwerden auslösen. Daher sollte man sicherheitshalber keine Medikamente, die Azetylsalizylsäure enthalten, anwenden. Bei Bedarf bieten sich Paracetamol oder Ibuprofen an. Auch „β-Blocker" können Asthma verstärken. Manche Medikamente wie Makrolidantibiotika (Clarithromycin oder Azithromycin) verändern den Abbau von Theophyllin, sodass sich der „Medikamentenspiegel" erhöht und Nebenwirkungen auftreten. Bei Patienten mit „Long-QT-Syndrom kann der nachteilige Effekt von β_2-Sympathomimetika durch weitere Medikamente (unter anderem bestimmte Antihistaminika und einige Antibiotika) verstärkt werden. Teilen Sie grundsätzlich bei jeder ärztlichen Behandlung (auch Narkosen) die Diagnose Asthma, mögliche Allergien und die eingenommenen Medikamente mit.

3.3.5 Biologika

In den letzten Jahren ist es gelungen, in der Behandlung des schweren Asthma bronchiale enorme Fortschritte, wenn nicht gar einen entscheidenden Durchbruch zu erzielen. Da es sich um eine Behandlung mit biologischen Stoffen handelt,

3

heißen diese Medikamente Biologika. Es handelt sich um Antikörper (d. h. körpereigene Eiweiße), die sich gegen das Immunglobulin E oder Botenstoffe der Entzündung (Interleukin 5, Interleukin 13, Interleukin 4) oder deren Andockpunkte (Rezeptoren) an Atemwegszellen richten. Sie wirken daher stark entzündungshemmend. Sie werden in der Regel einmal alle 14 Tage oder alle 4 Wochen unter die Haut gespritzt. Viele sind noch nicht für alle Altersstufen zugelassen, da Erfahrungen zunächst bei Erwachsenen gesammelt werden. Diese Medikamente greifen zwar ganz am Ursprung der Erkrankung an: Dennoch beseitigen sie das Asthma nicht und die Behandlung muss über Wochen, Monate oder auch Jahre fortgesetzt werden. Sind Biologika bei einem individuellen Patienten wirksam, können sie eine erhebliche Verbesserung der Asthmakontrolle und der Lebensqualität bewirken. Sie wirken genauer, gezielter und präziser als Kortison und ersetzen es weitgehend. Die Verträglichkeit ist im Gegensatz zu systemischen Kortikosteroiden mittelfristig als sehr gut zu bewerten. Nicht zuletzt aufgrund der Tatsache, dass Langzeitwirkungen noch nicht bekannt sind, werden sie zunächst bei schweren Asthmaformen eingesetzt. Bei dieser Entscheidung spielt sicher auch der hohe Preis eine Rolle. Omalizumab (gegen IgE) ist ab dem Alter von 6 Jahren zugelassen, Mepolizumab (gegen den Botenstoff Interleukin 5) ab dem Alter von 12 Jahren, Dupilumab (gegen die Botenstoffe Interleukin 4 und 13) ab 12 Jahren. Falls die Gabe der Biologika bei Kindern zu einer Besserung der Lungenfunktion führt, kann unter diesem besonderen Schutz eine Hyposensibilisierung eingeleitet werden.

3.3.6 Spezifische Immuntherapie – Hyposensibilisierung

Das allergische bzw. das gemischtförmige Asthma bronchiale ist die häufigste Asthmaform im Kindesalter. Zwei Drittel dieser Kinder leiden zusätzlich unter allergischem Schnupfen und/ oder einer allergischen Bindehautentzündung. Spielt die Allergie nach Meinung des Arztes eine wesentliche Rolle in der Entstehung, wird unter Umständen eine Hyposensibilisierung empfohlen. Weitere Namen dieser Behandlung sind unter anderem: Allergenspezifische Immuntherapie (ASIT) oder einfach spezifische Immuntherapie (SIT) und je nach Anwendung subkutane Immuntherapie (SCIT) und sublinguale Immuntherapie (SLIT). Neben dem allergischen Asthma soll damit die allergische Bindehautentzündung und der allergische Schnupfen behandelt werden. Ziel ist es, Zahl und Dosis der Medikamente zu verringern. Darüber hinaus bewirkt eine erfolgreiche Hyposensibilisierung, dass allergische Auslöser, die teilweise oder vollständig für die Erkrankung verantwortlich sind bzw.

diese mitgestalten, in ihrer Rolle zurückgedrängt werden. Im Idealfall kann bei Hyposensibilisierung von Patienten mit Heuschnupfen das spätere Auftreten von Asthma bronchiale verhindert werden.

Ziele der Hyposensibilisierung

Die Therapie richtet sich gegen Allergien, die durch nicht vermeidbare Allergene hervorgerufen werden. Voraussetzung sind vorbeugende Maßnahmen. Die Hauptallergene, die auf diese Weise verwendet werden, sind Teile der Hausstaubmilben, der Gräser- und der Baumpollen. Die Hyposensibilisierung kann auch bei Heuschnupfen oder allergischer Bindehautentzündung durchgeführt werden, bevor Asthma bronchiale auftritt. Sie wirkt dann vorbeugend. Im Allgemeinen gehen der Behandlung ausführliche Testungen voraus. Vorteile, Nachteile, Erfolgsaussichten und Risiken der Hyposensibilisierung müssen für jede einzelne Gruppe von Allergenen gegeneinander abgewogen und in Beziehung zu anderen Therapieverfahren gesetzt werden. Selbstverständlich ist die Beratung bei einem Kinderarzt mit der Zusatzbezeichnung „Allergologie" zu empfehlen. Die Planung, Durchführung und Kontrolle der Hyposensibilisierung erfordert höchste Konzentration.

Wirkungsweise der Hyposensibilisierung

Das Behandlungsziel besteht darin, den Körper an Allergene zu gewöhnen: dies wird erreicht, indem das Abwehrsystem (Immunsystem) schrittweise so programmiert wird, dass es Allergene toleriert. Praktisch bedeutet dies, das Allergen selbst als Medikament einzusetzen. Es wird entweder unter die Haut des Oberarms gespritzt oder über die Mundschleimhaut aufgenommen. Zunächst erfolgt eine wohldosierte Steigerung der zugeführten Menge des Allergens. Nach Erreichen der Höchstdosis wird diese regelmäßig über einen langen Zeitraum (im Allgemeinen 3 Jahre, manchmal bis zu 5 Jahren und bei Insektengift auch länger) weitergeführt. Dann ist in bis zu 80 % oder auch nahezu 100 % (Insektengift) der Fälle eine Toleranz erzeugt. Dies bedeutet, das Allergen wird vertragen. Ein spürbarer Erfolg tritt meistens in den ersten 18 Monaten ein; er soll 10–20 Jahre oder länger anhalten.

Voraussetzungen

Voraussetzung für die SIT ist, dass das Allergen in reiner Form hergestellt werden kann. Dies ist nicht bei allen Allergenen der Fall. Für die wesentlichen Pollenarten – Baumpollen und Gräserpollen, aber auch Milben und Bienengift – sind seit Jahren bewährte Produkte im Handel. Es ist wichtig, dass in der Hyposensibilisierungslösung oder der Schmelztablette immer eine konstante Menge relevanten Allergens enthalten ist.

Vor dem Schulalter erfolgt eine solche Behandlung nur in Ausnahmefällen (beispielsweise bei allergischen Schock-

3

reaktionen nach Insektenstichen). Bei Nahrungsmitteln wird die Hyposensibilisierung seit Jahren bei Erdnüssen erprobt. Trotz ermutigender Zwischenergebnisse hat kein Verfahren Serienreife erreicht.

Eine weitere wichtige Voraussetzung besteht darin, dass das Asthma bronchiale kontrolliert ist. Die Lungenfunktion muss normal sein. Änderungen müssen mitgeteilt werden, auch Fieber, Impfungen, Operationen und allergische Beschwerden.

Da eine der Nebenwirkungen eine schwere allergische Reaktion sein kann, sind nach der Spritze 30 min Wartezeit erforderlich. Am Tage der Injektion sollte kein Sport erfolgen.

Während der ersten Monate oder Jahre ist eine Weiterführung der Medikamente, in der Regel der inhalierbaren Kortikosteroide, notwendig. Das Risiko schwerer Reaktionen nach der Spritze (diese kommen ungefähr bei jedem tausendsten Fall vor) ist dadurch reduziert.

Die Hyposensibilisierung muss sorgfältigst durchgeführt werden und ist keine Therapie zwischen Tür und Angel bzw. im Vorbeigehen. Die Ärztin/der Arzt nehmen die Spritzen bei der subkutanen Therapie selbst vor.

Durchführung der Hyposensibilisierung

Bei der Durchführung wird im Allgemeinen mit einer kleinen Menge Allergen begonnen und diese wird bei guter Verträglichkeit gesteigert. Es gibt verschiedene Schemata – z. B. mit Unterbrechungen während der Pollensaison. Direkte Vergleiche zwischen den verschiedenen Vorgehensweisen sind selten, sodass die Entscheidung individuell getroffen werden kann.

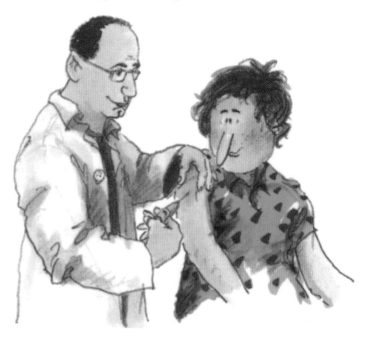

Subkutane Hyposensibilisierung

Subkutan (abgekürzt s.c.) bedeutet, dass Spritzen unter die Haut der Streckseite des Oberarms handbreit oberhalb des Ellenbogens gegeben werden. Zunächst findet dies während der Dosissteigerungsphase wöchentlich statt. Mit Erreichen der Höchstdosis wird der Abstand zwischen den Spritzen auf 4–6 Wochen ausgedehnt. Meist tritt Juckreiz und eine leichte Schwellung für einige Stunden oder Tage am Ort der Spritze auf. Sehr selten – und nicht voraussehbar – kommt es kurz nach der Spritze zu anaphylaktischen Allgemeinreaktionen, die gelegentlich einer intensiven Notfallbehandlung bedürfen. Voraussetzung zur Therapiedurchführung ist daher, dass der behandelnde Arzt vorbereitet ist und mit einem entsprechend geschulten Team zusammenarbeitet. Nach jeder Spritze ist auch vorsichtshalber eine halbe Stunde Nachbeobachtungszeit in der Praxis einzuplanen. Am gleichen Tag sind starke körperliche Anstrengungen zu meiden. Bei fieberhaften Erkrankungen und nach Impfungen sollte eine kurze Pause (bis zu 14 Tage) eingelegt werden. Daher ist eine Mitteilung an den Arzt wichtig.

Sublinguale Hyposensibilisierung

Als Alternative zur subkutanen Therapie gibt es die sublinguale (abgekürzt s.l.) Therapie. Lingula bedeutet Zunge, d. h. das Medikament wird unter die Zunge geträufelt (Tropfen) oder in einer Schmelztablette unter die Zunge gelegt, bis sie sich auflöst. Die Therapiedauer beträgt im Allgemeinen ebenfalls 3 Jahre. Sie richtet sich nach dem Erfolg. Dieser kann manchmal erst nach 2–3 Jahren beurteilt werden. Im Idealfall führt die Hyposensibilisierungsbehandlung zu weitgehender Unabhängigkeit von äußeren Einflüssen durch Allergene und zur Erniedrigung des Medikamentenverbrauchs.

Zusammenfassung Hyposensibilisierung

Nach der derzeitigen Datenlage ist die allergenspezifische Immuntherapie die einzige an der Ursache der Erkrankung ansetzende (kausale) Therapieform. Sie ist unter Berücksichtigung der Gegenanzeigen bei allen Kindern mit einer klinisch bedeutsamen (relevanten) IgE-Sensibilisierung gegen Baum-, Gräserpollen, Hausstaubmilbe (und Bienen-/Wespengift) zu empfehlen. Bei einer klinisch relevanten Sensibilisierung gegen Tierhaare und Schimmelpilze ist die allergenspezifische Immuntherapie im Einzelfall bezüglich Nutzen/Risiko streng abzuwägen. Wir führen keine subkutane Hyposensibilisierung gegen Tierhaare durch. Aus dem Angebot der zur Verfügung stehenden Immuntherapiepräparate ist im Kindes- und Jugendalter bevorzugt auf jene Produkte zurückzugreifen, die auch in Studien mit Kindern bezüglich ihrer Sicherheit und Effizienz überprüft worden sind.

3

Die Entscheidung über den Anwendungsweg (subkutan bzw. sublingual) ist auf Basis der verfügbaren Präparate, der Studienlage und der besonderen Abwägung der Zuverlässigkeit einer regelmäßigen Therapiedurchführung zu treffen. Unter sorgsamer Abwägung oben genannter Aspekte ist die allergenspezifische Immuntherapie (ASIT) mit einem sehr guten Therapieeffekt versehen (über 75 %).

Allergenspezifische Immuntherapie oder Hypo-sensibilisierung

- Betrifft vor allem Pollen, Hausstaubmilbe und Insektengift
- Klarer Zusammenhang zwischen Allergen und Beschwerden notwendig
- SIT gegen Milben: (Nasale) Provokation erforderlich
- Gut standardisierte Extrakte mit ausreichend Allergen verwenden
- Durchführung von allergologisch ausgebildeten Ärzten
- Subkutan: Zuerst wöchentliche Spritzen, nach 4 Monaten Intervalle von 4–8 Wochen
- 30 min Beobachtung nach jeder Spritze in der Arztpraxis
- Sublinguale Form: Vor und während Pollensaison (prä-/kosaisonal) oder ganzjährig (perennial) zu Hause
- Erfahrene Spezialisten
- Stabile Einstellung des Asthma bronchiale durch Medikamente vorausgesetzt

3.3.7 Antihistaminika

Antihistaminika blocken die Wirkung von Histamin bei der allergischen Entzündung. Die meisten Patienten nehmen sie wegen Heuschnupfen, Nesselsucht und allergischer Bindehautentzündung. Sie machen nicht selten müde. Bei Erwachsenen spielt die Interaktion mit Alkohol eine Rolle. Auch die modernen Antihistaminika sind frei verkäuflich. Sie vertragen sich mit den Asthmamedikamenten, haben aber keine direkte Wirkung auf das Asthma; stören beim Pricktest (▶ Kap. 2).

3.4 Therapiestufenplan

Wenn bei Ihnen oder Ihrem Kind Asthma neu diagnostiziert wird, wird die Schwere der Erkrankung eingeschätzt. Die am häufigsten gestellte Frage: „Um welchen Schweregrad handelt es sich?" Die Antwort: „Die früher praktizierte Einteilung in Schweregrade ist überholt – heute zählt, auf welcher Therapiestufe das Asthma kontrolliert ist. Ziel der Einschätzung ist die Festlegung des Therapieniveaus. Das zur Kontrolle der Symptome notwendige Therapieniveau bestimmt den Schweregrad. Die Einschätzung der Kontrolle ist abhängig von den Beschwerden. Die wichtigsten Zeichen des Asthma bronchiale – im medizinischen Sprachgebrauch Symptome genannt:

- Pfeifende Atemgeräusche
- Engegefühl im Brustkorb
- Erschwerte Atmung bis hin zur Luftnot
- Husten

Diese werden differenziert nach
- Häufigkeit
- Dauer
- Intensität
- Auswirkungen auf den nächtlichen Schlaf
- Körperliche Einschränkungen
- Auswirkungen auf Aktivitäten

Dadurch nehmen sie Einfluss auf das Therapieniveau der Erkrankung. Die Symptome müssen unter der Therapie verschwunden sein. Zusätzlich zu detaillierten Fragen zur umfassenden Analyse der Asthmakontrolle gehen gravierende Ereignisse wie Notfallsituationen, Krankenhausaufenthalte und Begleiterkrankungen (wie eine Lungenerkrankung Frühgeborener) in die Festlegung des Therapieniveaus ein. Zu berücksichtigen sind auch die Ergebnisse der Spirometrie und der Peak-Flow-Messungen sowie die Wirksamkeit bisher verwendeter Medikamente.

❯ Zur Einschätzung der Schwere der Erkrankung dient keine Schweregradeinteilung, sondern das Therapieniveau, welches zur Asthmakontrolle notwendig ist. Der Therapiestufenplan ist allgemein anerkannt und regionale oder internationale Variationen sollten nicht zur Verunsicherung führen. Er wird in der nationalen Versorgungsleitlinie (NVL) oder den GINA (Global Initiative for Asthma)-Richtlinien regelmäßig aktualisiert.

Vorgehen: Die niedrigste Stufe entspricht dem geringsten Therapieniveau, die höchste der intensivsten Therapie. Die Definition für „niedrig bis hoch dosiert" findet sich in der Tabelle in ▶ Abschn. 5.3, die Interpretation ist ärztliches Spezialwissen.

- **Die erste Stufe**
- β_2-Sympathomimetika (bei Unverträglichkeit SAMA) bei Beschwerden oder vor Sport

Erläuterung: Wenn der Betroffene nur eine sehr leichte Form der Erkrankung hat und asthmatische Beschwerden nur sehr selten auftreten, kann es ausreichend sein, im seltenen Bedarfsfall ein atemwegserweiterndes Medikament einzusetzen. Als „seltener Bedarfsfall" gilt, wenn dies nicht häufiger als 2-mal in der Woche der Fall ist. Die routinemäßige Anwendung vor Sport ist

3

bei dieser Zählweise nicht eingeschlossen. Wenn wiederholt Beschwerden auftreten, Schwankungen im Peak-Flow-Protokoll zunehmen und in der Lungenfunktion häufiger unzureichende Werte gemessen werden, weist dies dringlich auf die Notwendigkeit einer vorbeugenden, entzündungshemmenden und stabilisierenden Langzeittherapie hin. Vor allem ein zu häufiger Gebrauch der Bedarfsmedikamente ist ein Zeichen dafür, dass das Asthma nicht in der richtigen Art und Weise behandelt wird.

▪ **Die zweite Stufe**
▬ Niedrig dosierte inhalative Kortikosteroide als Dauertherapie, gegebenenfalls Montelukast

Erläuterung: Dauertherapie ist gleichzusetzen mit „regelmäßig täglich anzuwendender Therapie" über einen Zeitraum von mindestens 6 Wochen, im Einzelfall kürzer, in der Regel länger.

▪ **Die dritte Stufe**
▬ Mittelhoch dosierte inhalative Kortikosteroide

Erläuterung: Die Definition in ► Kap. 5 ist eine Richtschnur, aber nicht auf die Goldwaage zu legen, denn unter anderem ist der Teil des Medikaments, der die Lunge erreicht, alters- und substanzspezifisch. Ferner – und dies wird oft nicht erwähnt – wird die Deposition von der Inhalationstechnik und dem Gesundheitszustand (obstruktiv oder normale Lungenfunktion) beeinflusst. Die Interpretation, was mittelhoch im individuellen Fall bedeutet, ist ärztliches Spezialwissen.

▪ **Die vierte Stufe**
▬ Alternativ mittelhoch dosierte inhalative Kortikosteroide mit lang wirksamen β_2-Sympathomimetika (LABA)

Erläuterung: Eine etwas unkonventionelle Therapie stellt die Verringerung der Dosis eines inhalierbaren Kortikosteroids auf die niedrige Dosierung bei Weiterführung der Therapie mit LABA dar. Dies kann unseres Erachtens durchaus den Bedürfnissen der Patienten entsprechen, wenn von diesem (mit Einverständnis des Arztes) häufig selbstständige Dosisänderungen durchgeführt werden.

❯ Kein β_2-Sympathomimetikum (ob lang- oder kurz wirkend) ohne inhalatives Kortikosteroid. Bei alleiniger Anwendung droht Wirkungsverlust und Gefahr.
  ▬ Alternativ mittelhoch dosierte inhalative Kortikosteroide mit Montelukast
  ▬ Alternativ mittelhoch dosierte inhalative Kortikosteroide mit Montelukast und lang wirksamen β_2-Sympathomimetika (LABA)
  ▬ Bei ausbleibender Besserung mittelhoch dosierte inhalative Kortikosteroide mit Montelukast, LABA und LAMA

Erläuterung: Wir beginnen meist mit einer intensiveren Therapie als die, welche wir als in der Dauertherapie zur Asthmakontrolle notwendig erwarten – und reduzieren diese in der Folge bzw. passen sie an. Die Eltern können auch im individuellen Fall zwischen den Stufen innerhalb eines gewissen „Korridors" wechseln. Wenn innerhalb der einzelnen Stufen Alternativen angeboten werden, bedeutet dies, dass man die für das individuelle Kind passende Behandlung sucht.

> Spätestens ab der nächsten Stufe sollen Kinderlungenärzte (pädiatrische Pneumologen) in die Behandlung eingebunden sein.

Eventuell hat der doppelte Ansatzpunkt der Therapie zur Asthmakontrolle gefehlt, auf diese Weise kann Kortison „eingespart" werden. Bei Verwendung der fixen Kombination aus einem inhalierbaren Kortikosteroid und einem LABA kann diese auch als Bedarfsmedikation eingesetzt werden.

- **Die fünfte Stufe**
- Hoch dosierte inhalative Kortikosteroide mit LABA
- Alternativ hoch dosierte inhalative Kortikosteroide mit Montelukast
- Alternativ hoch dosierte inhalative Kortikosteroide mit LABA und LAMA
- Alternativ hoch dosierte inhalative Kortikosteroide mit lang wirksamen β_2-Sympathomimetika, Montelukast und LAMA

Erläuterung: Die geringste Aussicht auf Erfolg bietet die zweite Alternative. Im günstigen Fall kann der Kortikosteroidanteil im Verlauf reduziert und auf die 4. Stufe zurückgekehrt werden. Am wahrscheinlichsten ist ein Ansprechen bei der vierten Alternative, bedeutet aber den Einsatz vieler Medikamente. Hier sollte überprüft werden, ob die individuellen Auslöser und Besonderheiten gut im Griff sind. Sind an dieser Stelle Biologika möglich? Kann eine Hyposensibilisierung eingesetzt werden? Ist die Behandlung von Begleiterkrankungen wie Übergewicht aussichtsreich?

- **Die sechste Stufe**
- Zusätzlich Biologika
- Zusätzlich Kortikosteroide in Tablettenform in Form einer „Stoßtherapie" über wenige Tage bis Wochen oder über einen längeren Zeitraum in niedriger Dosis (z. B. jeden 2. Tag)

Erläuterung: Ist das Asthma durch diese Stufe der Therapie nicht zu kontrollieren, ist es höchste Zeit, an der Diagnose zu zweifeln. Es besteht eine hohe Wahrscheinlichkeit, dass sie falsch ist oder dass Begleiterkrankungen vorliegen.

3

— Außer Konkurrenz: Eine Hyposensibilisierung kann in jeder Stufe begonnen werden (außer unter systemischen Kortikosteroiden).

Erläuterung: Die Hauptvoraussetzung für die Hyposensibilisierung ist, dass das Asthma kontrolliert – also stabil – ist. Bei der spezifischen Immuntherapie gegen Hausstaubmilben setzt dies in der Regel eine Fortführung der inhalativen Kortikosteroidtherapie für 12–18 Monate voraus.

■ **Therapiestufen wechseln**

❯ Der Stufenplan bedeutet nicht, dass mit der „untersten" Stufe in der Therapie begonnen werden muss. Entscheidend ist, dass rasch Beschwerdefreiheit erzielt wird. Danach kann die Behandlungsintensität gegebenenfalls stufenweise verringert werden. Im Allgemeinen alle 3 Monate, manchmal zu Hause auch schon nach 6 Wochen. Vor jeder Reduktion der Dosis werden in der Praxis die Kriterien der Asthmakontrolle erhoben.

Mit dieser Fragenliste kann auch über einen längeren Zeitraum zunächst grob überprüft werden, ob die medikamentöse Behandlung erfolgreich ist:
— Gab es im letzten Jahr schwer zu kontrollierende Situationen?
— Notfälle?
— Krankenhausaufenthalte?
— Arztvorstellungen wegen Asthma außerhalb der Routine?
— Sportbefreiungen?
— Peak Flow mit ausgeprägten Schwankungen?
— Ist die Lungenfunktion eingeschränkt?

Wenn all dies nicht der Fall war, stellt sich die Zusatzfrage nach der Asthmakontrolle, d. h. dem Vorhandensein von Symptomen unter der Therapie. Wenn keine Symptome vorhanden sind, wird es spannend. Wir wissen, dass wir Beschwerdefreiheit erzielen, aber Asthma nicht heilen können. Die Wege, Asthma ursächlich zu beeinflussen, sind die Hyposensibilisierung und die Vermeidung der Auslöser. Wir müssen immer damit rechnen, dass die Krankheitsaktivität nachlässt. Befindet sich das Asthma in einer weniger aktiven Phase? Macht die Krankheit vielleicht gerade Urlaub? Wie lange? Ist die Intensität der Therapie noch gerechtfertigt? Es ist an der Zeit, die Therapiestufen zurückzugehen.

Der medizinisch sinnvolle Weg erfordert ein planvolles Vorgehen. Dem dient die Stufentherapie.

Der Stufenplan kann angewendet werden, wenn Folgendes beachtet wird:

- Medikamente werden nach festgelegten Regeln angewendet
- Wirkungsweise dieser Medikamente ist bekannt
- Korrekte Inhalation wird in allen Variationen beherrscht
- Verordnete Menge reicht bis zur Wiedervorstellung

Mit Asthma leben – Allgemeine Ratschläge

Inhaltsverzeichnis

© Springer-Verlag GmbH Deutschland, ein Teil von Springer Nature 2022
K. Paul-Buck, D. Buck, *Ratgeber Asthma bronchiale bei Kindern und Jugendlichen*,
https://doi.org/10.1007/978-3-662-62446-3_4

4.1 Arztbesuch

Ein Arztbesuch kostet Sie, Ihrem Kind und dem Arzt Zeit. Dennoch: Das persönliche Gespräch steht im Zentrum und ist durch nichts zu ersetzen. Für den Arzt auch. Wie holen Sie das Maximale aus dem Besuch heraus? Einige Vorschläge finden Sie z. B. im Patiententeil der Nationalen Versorgungsleitlinie Asthma bronchiale im Internet.

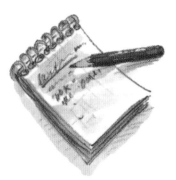

■■ **Vorbereitung Arztbesuch –Gedanken zu folgenden Themenbereichen**
━ Rekonstruieren, welche Faktoren und Situationen zu Beschwerden führen (Asthmatagebuch, stichwortartig das Wesentliche)
━ Peak-Flow-Ergebnisse in das Asthmatagebuch eintragen – falls über mehrere Wochen keine Veränderungen, nur bei Beschwerden messen
━ Wie, wann und wie oft wurden die Medikamente angewendet?
━ Aktuellen Grad der Krankheitskontrolle einschätzen
━ Wurden die Medikamente zuverlässig angewendet?
━ Wie erscheint die Wirksamkeit?
━ Vorschläge zur Verringerung oder Erhöhung der Menge an Medikamenten
━ Wird ein schriftlicher Therapieplan mit Notfallplan benötigt? Beispiele ▶ Kap. 5
━ Argumente für oder gegen eine Asthmaschulung
━ Auf das Rauchen verzichten – wenn Ihr Kind betroffen ist, ebenfalls nicht rauchen

4.1.1 Therapieplan

Ein schriftlicher Therapieplan als Abschluss eines Arztbesuchs ist heutzutage Standard. Beispiele für Therapiepläne sind in ▶ Kap. 5 enthalten. Sie sollen einerseits klar sein, mit Dosisangaben, andererseits Variationsspielraum bieten. Lassen Sie sich den Therapieplan erläutern sowie die Unterschiede zwischen Substanznamen („Generika") und Markennamen. Die Ärzte fragen bei den Besuchen immer nach der Therapie, die durchgeführt wurde. Sie rechnen mit Änderungen Ihrerseits. Abweichungen vom Therapieplan sind die Regel, aber sie müssen begründet sein.

4.1.2 Plan für Verschlechterungen (Exazerbationsplan)

Der Exazerbationsplan ist eine Ergänzung des Therapieplans für Zeiten der Verschlechterung. Wie detailliert er ausgearbeitet wird, hängt von der Frequenz und Schwere der bereits erlebten

4

Krisen sowie dem Ansprechen auf Medikamente ab. Ein Plan für Verschlechterung kann auch beinhalten, den Vernebler zu wechseln, die Dosis zu erhöhen oder Medikamente zu kombinieren. Es sollten auch Eckpunkte/„rote Flaggen" angegeben werden, die eine Therapieänderung (Eskalation oder Deeskalation) oder die Aktivierung des Notplans beinhalten. Alles hängt davon ab, wie der individuelle Patient am besten mit Informationen versorgt wird: Nicht zu viel, nicht zu wenig. Eindeutig und klar.

4.1.3 Therapiekorridor

Es wird eine Obergrenze der Therapieintensität und eine Untergrenze festgelegt, innerhalb derer sich der Patient selbstständig bewegt. Dieses Vorgehen erleichtert das gemeinsame Lernen am Erfolg oder Misserfolg. Dieser Therapiekorridor kann eine Erhöhung der Inhalationsfrequenz der gleichen Medikamente, den Umstieg auf höher dosierte Medikamente, einen Wechsel des Inhalationssystems oder die Hinzunahme weiterer Medikamente beinhalten – je nach Alter, Schweregrad, Auslösern und bisherigem Verlauf. Einige Ärzte mit einem Spracherkennungssystem verzichten auf diese Pläne und diktieren gleich ein entsprechendes Verhaltensmuster in dem Brief. Alles was funktioniert, ist gut. Ein Therapieplan, der schlecht ausgefüllt ist, schadet nur. Kein Schematismus.

4.1.4 Peak-Flow-gestützter Therapieplan

Zur Therapiesteuerung kann der Peak-Flow-Verlauf mit herangezogen werden. Es werden im Vorfeld Aussagen getroffen, bei welchen Peak-Flow-Werten die Dosis erhöht oder erniedrigt wird. Am einfachsten ist dies, wenn das gleiche Medikament mehrmals am Tag benutzt wird. Dies ist z. B. bei dem SMART (Single Inhaler Maintenance and Reliever Therapy)-Herangehen der Fall. Man kann die fixe Kombination aus einem erweiternden und entzündungshemmenden Medikament (meist ein inhalierbares Kortikosteroid und Formoterol) 1-mal täglich als Basistherapie benutzen, aber auf 6 Anwendungen pro Tag bei Beschwerden steigern. Dies ist aber nur ein Beispiel. Die Peak-Flow-Grenzen orientieren sich dabei an dem Ampelschema. Dies muss aber nicht der Fall sein, sondern es kann auch besser sein, wenn der Arzt individuelle Grenzen festlegt. Bei Kindern ist es wichtig, dass der Peak-Flow-Sollwert sich mit dem Wachstum erhöht („mitwächst"). Daher im Verlauf die individuellen Bestwerte immer wieder neu festlegen. Darüber hinaus ist zu berücksichtigen, dass die Mehrzahl aller Patienten nicht gerne jeden Tag Peak Flow misst. Daher ist es wichtig, festzulegen, in welchen Phasen eine Peak-Flow-Messung besonders günstig ist.

Besonders sinnvolle Phasen der Peak-Flow-Messungen
- Wenn das Asthma gerade festgestellt wurde
- Wenn die Schwere der Erkrankung vom Patienten/den Eltern nicht gut eingeschätzt werden kann
- Wenn die Behandlung verändert werden soll, vor und nach der Änderung
- Wenn die Beschwerden stärker werden
- Wenn der Verdacht besteht, dass die Erkrankung berufliche Ursachen hat
- Beim Asthmaanfall
- Insbesondere nach einem schweren Asthmaanfall mit Klinikaufenthalt

4.1.5 Therapiesteuerung durch FeNO

Ein weiterer Parameter zur Beurteilung der Effektivität der inhalativen Kortikosteroidtherapie ist die Messung von FeNO (Stickstoffmonoxid in der Ausatemluft). Im Allgemeinen sinken die FeNO-Werte, sobald mit einer inhalativen Kortikosteroidtherapie begonnen wurde. Wenn sie nicht sinken, kann es für eine Unempfindlichkeit gegen Kortikosteroide (Kortikosteroidresistenz) sprechen. Häufiger ist allerdings, dass der Patient das Medikament nicht genommen hat. Also dient es auch zur Kontrolle der Therapiedurchführung. Eine Therapieanpassung nach FeNO-Werten bei stabilem Verlauf macht keinen Sinn.

4.1.6 Therapieoptimierung

In der Regel hängt der Wert eines Arztbesuchs davon ab, wie intensiv man sich engagiert. Manchmal sind die richtigen Fragen entscheidend. Die folgenden sind in Anlehnung an die Nationale Versorgungsleitlinie (NVL) formuliert.

- **Diese Fragen sollten mit dem Arzt besprochen werden:**
- Welcher Zeitraum der Behandlung mit Medikamenten steht bevor?
- Was sind mögliche Nebenwirkungen, wenn über einen längeren Zeitraum diese Medikamente eingenommen werden?
- Mit welchen Folgen ist zu rechnen, wenn keine Medikamente genommen werden?
- Mit welchen Folgen ist zu rechnen, wenn weniger Medikamente genommen werden?
- Mit welchen Folgen ist zu rechnen, wenn die Medikamente unregelmäßig genommen werden?

4

- Der zweite Eckpfeiler ist die Therapieumsetzung. Auch sie beginnt in der Praxis:
  - Bitte lassen Sie sich erklären, warum der Ihnen empfohlene Inhalator ausgewählt wurde
  - Lassen Sie sich die Funktionsweise erklären, vorführen, üben Sie selbst und fragen Sie, worauf Sie achten sollen.
  - Führen Sie vor, wie Sie das Gerät benutzen.
  - Manchmal wird eine Behandlung vorgeschlagen, die unter „in begründeten Fällen" angegeben ist. Sie sollten auch nach dem Grund fragen. Die Erklärungen sollten Sie verstehen. Da Abweichungen in Einzelfällen durchaus sinnvoll sind, lernen Sie die Krankheit des Kindes besser zu verstehen.

4.2 Erkennen von Asthmaattacken

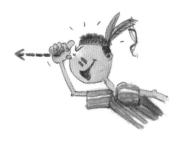

Asthmaattacken oder sogar Anfälle sind die schwersten und wichtigsten Folgen von Asthma, potenziell bedrohlich und sollten vermieden werden. Das Peak-Flow-Gerät hat sich in der Betreuung des asthmakranken Schulkindes bewährt (▶ Abschn. 2.5). Es kann auch als „Frühwarnsystem" genutzt werden: Vor Asthmaanfällen stürzen die Werte im Verlauf mehrerer Tage ab, bessern sich nur unzureichend nach der Gabe von Bronchodilatatoren (β_2-Sympathomimetika) oder zeigen ungewöhnliche Schwankungen. Bewährt hat sich in diesem Zusammenhang das Ampelschema. Ein Wert von unter 50 % des Normalwertes nach Anwendung (Inhalation) eines bronchialerweiternden Medikaments entspricht einem Notfall. Es ist nützlich, in solchen Situationen den Peak Flow vor der Messung zu schätzen. In Schulungen lernen die Kinder Mittel zur Selbsteinschätzung wie den „Lungendetektiv" und vergleichen diesen mit dem Peak Flow.

Auch ohne Technik kann eine Verschlechterung erkannt werden, wenn man folgende Dinge bedenkt:
  - Schnupfen oder eine Erkältung „bahnen" häufig Atembeschwerden im Verlauf weniger Tage an
  - Nächtlicher Husten kann anderen Krankheitszeichen über längere Zeit vorausgehen
  - Bei Sport treten „Rasseln", ein „Engegefühl" oder Schmerzen über der Brust auf
  - Schlaf und Allgemeinbefinden sind gestört: nicht nur als Folge, sondern schon vor Beginn eines eigentlichen Anfalls
  - Auftreten einer verstärkten Neigung zu schwitzen

4.2.1 Verhalten bei Infekten

Infekte bahnen Asthmaanfälle. Ganz gleich, ob es sich um ein intrinsisches oder gemischtförmiges Asthma handelt. Daher sollte das Verhalten bei Infekten einstudiert werden:

Bei den ersten Anzeichen Therapie intensivieren:
- Peak-Flow-Messung aufnehmen
- Bei Beschwerden häufig mit einem β_2-Mimetikum (evtl. in erhöhter Dosierung) inhalieren (4- bis 6-mal täglich)
- Behandlungsbeginn oder Intensivierung der Therapie – Arzt kontaktieren
- Dosis der inhalativen Kortikosteroide erhöhen!
- Bei Fieber über 39 °C, welches länger als 1 Tag anhält, Theophyllindosis – falls in der Dauertherapie enthalten – verringern (Abbau verlangsamt)
- Intensivtherapie (u. a. auch erhöhte Kortisondosis im Inhalat) bis eine Woche nach Abklingen des Infekts beibehalten

4.2.2 Zeichen eines Asthmaanfalls

Bei allen Kindern mit Asthma kann sich ein Asthmaanfall entwickeln. Dieser äußert sich mit folgenden Zeichen:
- Der Atemrhythmus wird schnell, die Ausatmung ist verlangsamt. Zum Vergleich: Die normale Atemfrequenz ist im ▶ Abschn. 5.1 dargestellt.
- Ein bronchialerweiterndes Spray mit „Sofortwirkung" (β_2-Mimetikum) hält weniger als 2–4 h vor.
- Das typische „Giemen", „Pfeifen" oder „Rasseln" ist erkennbar.
- Das Kind ist ängstlich, sitzt nach vorne gebeugt und zieht die Schultern hoch.
- Insbesondere bei jüngeren Kindern wird die Muskulatur zwischen oder unterhalb der Rippen oder das Brustbein nach innen gezogen („Einziehungen").
- Bei genauer Beobachtung erscheint der Brustkorb „überbläht".
- Körperliche Belastungen werden spontan vermieden.

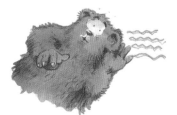

Intensive Therapie und Arztbesuch sind hier in jedem Falle erforderlich!

4.2.3 Zeichen eines sehr schweren Asthmaanfalls

Jedes der folgenden Zeichen muss ernst genommen werden:
- Die Atmung ist schnell und angestrengt.
- Der Brustkorb ist stark angehoben, und es bestehen deutliche Schwierigkeiten beim Ausatmen.
- Das Kind ist zu kurzatmig, um zu laufen oder zu sprechen.
- Der Herzschlag ist deutlich beschleunigt.
- Die Lippenfarbe wird bläulich.
- Es bestehen Zeichen von Angst.

4

Bitte unverzüglich eine ärztliche Betreuung suchen. Parallel zu den Vorbereitungen, Inhalation/Spray (β_2-Mimetikum) alle 15 min wiederholen und systemisches Kortison (Tabletten, Zäpfchen) verabreichen.

4.2.4 Zeichen des Notfalls

Eine Notfallsituation besteht, falls
- der Brustkorb sehr stark gehoben und gebläht ist oder sich kaum bewegt,
- eine blaue Lippen- oder Fingerfarbe auftritt und
- die Venen (Blutgefäße) im Halsbereich stark gefüllt sind.

In diesem Falle bitte den Patienten so schnell wie möglich ins Krankenhaus bringen (Rettungswagen), parallel oben genannte Medikamente anwenden.

4.2.5 Den Notfall „planen"

„Kein Grund zur Panik" ist eine beliebte Redewendung, die immer angebracht ist, da Panik in keiner Situation eine passende Reaktion darstellt. Bei der NASA hieß es früher vor der ersten Mondlandung – „Rechne damit dass alles schief läuft, was nur schiefgehen kann." Also: das A und O besteht darin, sich in „Krisensituationen" vorbereitet zu zeigen. Am besten, den Notfall zu planen. Mit der Bemerkung, man mache sich zu viele Gedanken, kann man gut leben, mit dem Gegenteil weniger. Daher lieber ein paar Gedanken mehr daran verwenden, was zu tun ist wenn die Puste ausgeht.

Das „Frühwarnsystem" Peak Flow wurde bereits vorgestellt. Der kritische, den Notfall definierende Wert liegt bei 50 % des individuellen Bestwertes. Bei kleineren Kindern sind es „klinische Warnsignale", die einen schweren Anfall ankündigen. Notfälle haben die unangenehme Eigenschaft, gewöhnlich unter ungünstigen Umständen aufzutreten. Es ist hilfreich, wenn man das Szenario mit dem Arzt vorher durchspricht oder im Asthma- oder Anaphylaxiekurs probt. Und (wichtig!): Die Medikamente verfügbar haben sowie die Dosis nicht nur kennen, sondern von Zeit zu Zeit anpassen.

■■ Vorschlag für einen „Krisenplan"

KRISENPLAN !

1. Ein β_2-Mimetikum ist wegen der „Sofortwirkung" das Mittel der 1. Wahl als Notfallspray. Man benutzt ein Inhaliergerät oder eine Inhalationshilfe. Falls die Besserung nicht innerhalb weniger Minuten eintritt, können β_2-Mimetika mehrfach hintereinander – d. h. auch alle 15–20 min – inhaliert werden.

2. Geben Sie Kortikosteroide als Tabletten oder, falls nicht anders möglich, als Zäpfchen. Die Dosis beträgt z. B. mindestens 2 mg Prednisolon pro kg Körpergewicht. Ab 20 kg aufwärts 50–100 mg. Als Zäpfchen 100 mg, da die Höhe der Resorption schwankt.

3. Falls Theophyllin nicht im Therapieplan enthalten sein sollte, wirkt es in flüssiger Form z. B. aus Ampullen oder als Tropfenform innerhalb 1 h. Dosis vorher festlegen lassen!

In der Schulung lernen die Kinder den folgenden „Notfallvermeidungsplan", der auch selbstständig durchgeführt werden kann. Ein Beispiel zur Ausführung steht auch in ▶ Abschn. 5.4.

■ ■ Notfallvermeidungsplan

Beschwerden und Peak Flow um 25 % erniedrigt:
1. Inhalieren mit dem β_2-Mimetikum,
2. Entspannen (therapeutische Körperhaltung),
3. Nach 10 min Peak Flow wiederholen.

— Besserung um 50 l/min oder Normalisierung: Okay
— Keine Besserung: Kortikosteroidtabletten oder -zäpfchen, dann 1.–3. wie oben
  – Besserung um 50 l/min oder Normalisierung: Heute okay, Rücksprache mit dem Arzt in der nächsten Sprechstunde
  – Keine Besserung: Sofort in die Klinik fahren!

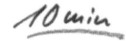

Was ist, wenn Besserung eintritt?

Wenn nach der Inhalation des β_2-Mimetikums eine Besserung eintritt, kann die Therapie im üblichen Rhythmus fortgeführt werden. Nehmen Sie (zumindest telefonisch in der Sprechstundenzeit) mit Ihrem behandelnden Arzt Kontakt auf. Er wird das Kind möglicherweise sehen wollen und die Nachbehandlung mit Ihnen besprechen. Im Vordergrund steht jetzt, Rückfälle zu verhindern und die vorbeugende Behandlung wirkungsvoller zu gestalten.

Was ist, wenn keine Besserung eintritt?

Wenn die Behandlung einer Attacke allerdings nicht schnell „anspricht", versuchen Sie rasch, einen Arzt zu erreichen. Am besten besprechen Sie auch diese Situation bereits vorbeugend

4

mit dem Kinderarzt und der Ambulanz der Klinik in der Spezialsprechstunde. Insbesondere an Wochenenden entstehen Probleme. Der Notdienst ist gewöhnlich stark belastet und findet sich mit der Situation von Kindern mit Asthma bronchiale nicht immer schnell zurecht. Um keine Zeit zu verlieren, ist es am besten, direkt ins Krankenhaus zu gehen – im Zweifelsfall lieber einmal zu viel in die Klinik fahren. Geben Sie bereits vor der Abfahrt Kortikosteroidtabletten oder -zäpfchen und lassen Sie das Kind, während Sie die Vorbereitungen treffen, mit einem β_2-Mimetikum inhalieren. Setzen Sie sich mit dem Krankenhaus telefonisch in Verbindung oder bitten Sie einen Dritten, anzurufen. Weisen Sie auf wichtige Zeichen wie Luftnot hin. Teilen Sie gleich mit, ob Ihr Kind schon einmal im Krankenhaus wegen Asthma war. Nehmen Sie die Medikamente und v. a. auf Reisen Kopien wichtiger Befunde mit. Notieren Sie, wie viel Sie wann von welchem Medikament gegeben haben. Sie verkürzen so die Zeit bis zum effektiven Behandlungsbeginn. Falls dies nicht möglich sein sollte, rufen Sie die Feuerwehr.

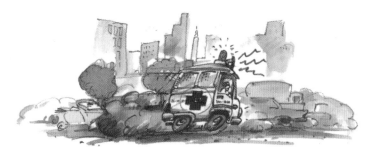

❯ Kortisonsprays bringen im Notfall keine Hilfe (Ausnahme: die „Fixkombi" mit Formoterol).

4.2.6 Was tun, wenn Sie auf sich allein gestellt sind?

Stellen Sie sich vor, ihr Kind hat einen Asthmaanfall auf einer einsamen Insel ohne Internet oder mit leerem Akku. Es besteht in der nächsten Zeit keine Möglichkeit, mit einem Arzt Kontakt aufzunehmen. Sie müssen somit selbstständig damit fertig werden. Die erste Voraussetzung ist, dass die Medikamente verfügbar und einsatzfähig sind. Vor Reiseantritt checken! Darüber hinaus die Notbehandlung rechtzeitig beginnen:

– Inhalationen von β_2-Mimetika (mit Inhaliergerät oder Inhalationshilfe)
– Kurzbehandlung mit Kortikosteroidtabletten: Die erste Wirkung tritt nach 30 min, die volle Wirkung tritt erst nach 6–12 h ein. Daher frühzeitig anfangen. Das folgende Dosierungsschema ist auf eine Woche begrenzt. Genannt ist die Zahl der Tabletten (zu je 5 mg Prednisolon) pro Tag, aufgeteilt auf eine Morgen-, Mittags- und Abenddosis.

Dosierungsschema

	Morgens	Mittags	Abends
1. Tag … 10 Tabletten	4	3	3
2. Tag … 8	3	3	2
3. Tag … 6	3	2	1
4. Tag … 4	2	1	1
5. Tag … 2	1	1	
6. Tag … 1	1		

- Bei älteren Kindern kann man die Anfangsdosis noch höher wählen. Wenn keine Besserung eintritt, Dosis am nächsten Tag beibehalten oder erhöhen. Gegebenenfalls Einleitung einer Theophyllintherapie (Art und Dosierung vorher vom Arzt festlegen lassen).
- Übrige inhalative Therapie intensivieren, vor allem inhalierbare Kortikosteroide (ICS). Obergrenze v. a. bei Fixkombis vorher benennen lassen. Rechtzeitig versuchen, Telefonkontakt zu einem Arzt herzustellen und organisatorische Vorbereitungen für eine Fahrt ins Krankenhaus treffen! Ausreichende Weiterbehandlung und vorbeugende Therapie sichern!

4.2.7 Asthma und Anaphylaxie

Der Begriff Anaphylaxie beschreibt einen allergischen Schock. Patienten mit Asthma bronchiale haben ein erhöhtes Risiko für einen schweren Verlauf eines allergischen Schocks mit Beteiligung der Lunge. Häufigste Auslöser eines allergischen Schocks im Kindesalter sind Nahrungsmittel (z. B. Erdnüsse), Insektenstiche (wie Wespen oder Bienen) und Arzneimittel (Hyposensibilisierung, spezifische subkutane Immuntherapie). Eine Asthmasymptomatik kann selbstverständlich auch erstmals im Rahmen eines Schocks auftreten. Das wichtigste Medikament beim allergischen Schock ist Adrenalin als intramuskuläre Spritze. Ferner werden Notfallsprays (Betamimetika), systemische Kortikosteroide (Prednisolon) und Antihistaminika gegeben. Es ist wichtig, dass Erzieher und Lehrer in die Betreuung mit einbezogen werden. Sie müssen entsprechend informiert und bezüglich potenzieller Folgen von Hilfeleistungen entlastet werden. Nach einer schweren allergischen Reaktion ist eine Überwachung für 24 h im Krankenhaus erforderlich. Eine Darstellung der Stadien der anaphylaktischen Reaktion geordnet nach Schweregrad findet sich in ▶ Abschn. 5.4.6). Ebenso ist die stadiengerechte Anwendung der Medikamente dargestellt. Die Gabe der Adrenalinspritze ist in der Regel erforderlich, wenn vorausgegangene anaphylaktische Reaktionen schwer verliefen. Insbesondere, falls eine Reaktion mit Atemnot, Husten, schneller Atmung oder Pfeifen auftrat. Ebenso, falls sie 2 Organsysteme – z. B. Haut (Ausschlag) und

4

Magen-Darm-Trakt (Erbrechen) – betraf, oder sogar eine Kreis-laufraktion (im Extremfall ein Schock) auftrat. Im Allgemeinen liegt auch eine Risikokonstellation vor, falls Nüsse bei schwereren Reaktionen involviert waren. Letztendlich stellen auch Asthma-anfälle in der Vorgeschichte einen Risikofaktor dar – dies sollte bei der Entscheidung über eine prophylaktische Therapie mit in-halativen Kortikosteroiden berücksichtigt werden.

4.3 Vorbeugung

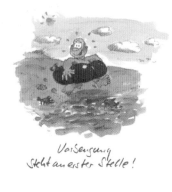

Vorbeugung
steht an erster Stelle!

Die Vorbeugung erschöpft sich nicht in der Einnahme von Medikamenten. Genauso wichtig ist die Vermeidung auslösender Situationen. Einem Schnupfen oder Witterungseinflüssen kann man nicht entrinnen. Hier hilft nur eine frühzeitige Therapie-intensivierung. Schritte gegen andere „Auslöser" können jedoch in Ruhe geplant und eingeleitet werden. Vorsicht: Wurden Schritte zur Vorbeugung eingeleitet und waren diese erfolgreich, so könnte der Eindruck entstehen, die Schritte seien überflüssig gewesen. Das Gegenteil ist der Fall: die Vorbeugung war erfolgreich!

Entscheidend ist, welche Art der Vorbeugung Sinn macht und welche bei Übertreibung darauf hinausläuft, in Schockstarre zu verfallen oder sich in sein Schneckenhaus zu verkriechen.

4.3.1 Rauchen

Es gibt keine Alternative zur rauchfreien Wohnung. Rauchen macht abhängig, für andere gehört es zur Persönlichkeit oder zum Lebensstil. Wie immer man die Sache auch dreht und wendet: Tabakrauch ruft Entzündungen der Luftwege hervor und verstärkt Allergien.
1. Rauchen schädigt das Immunsystem.
2. Rauchen schädigt die Schleimhäute und die Selbstreinigung (Flimmerhärchen).
3. Viren und Bakterien haben bessere Angriffsmöglichkeiten.
4. Rauchen setzt den Sauerstoffgehalt der Luft herab.

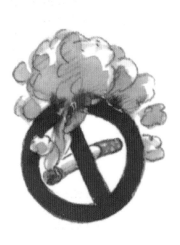

Kinder, bei denen im Haushalt geraucht wird, haben häufiger Atemwegsinfekte, Mittelohr- und Lungenentzündungen. Die Lungenentwicklung (sogar schon vor der Geburt) und das Lungenwachstum sind beeinträchtigt.

Das Rauchen in Räumen, in denen sich das Kind auf-hält, macht es zum passiven „Mitraucher". Das Gleiche gilt für Autos. Kinder rauchender Eltern sind stärker gefährdet, Asthma zu entwickeln.

E-Zigaretten

E-Zigaretten sind schädlich. Für Jugendliche sind sie ein häu-figer Einstieg in den Zigarettenkonsum. Es ist leider zu wenig bekannt, dass THC (Cannabis) schwere Nebenwirkungen an der Lunge (und nicht nur dort) hervorrufen kann.

4.3.2 Allergien

Obwohl die Neigung zu Allergien in die Wiege gelegt wurde, spielen für die tatsächliche Erkrankung auch äußere Einflüsse eine Rolle (▶ Abschn. 1.3). Falls eine Neigung zu Allergien vorliegt, z. B. eine atopische Dermatitis (Neurodermitis, endogenes Ekzem), sollten starke Atemwegsallergene gemieden werden. Eine Gewichtung nimmt der Allergologe anhand der Testergebnisse und der Beurteilung weiterer Umwelt-/Umfeldbedingungen vor. Luftfilter können erwogen werden, Erfahrungen damit werden gesammelt.

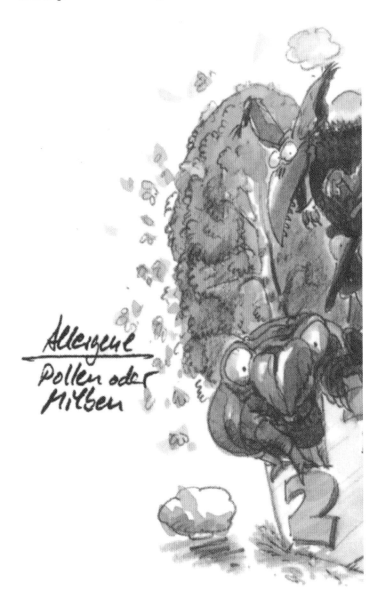

4

4.3.3 **Haustiere**

Man sollte erwägen, auf Haustiere zu verzichten. Allergiker bzw. Atopiker haben ein erhöhtes Risiko zur Entwicklung von Allergien (auch Asthma) gegen Tierallergene, selbst wenn die Testung vor Anschaffung des Tieres noch negativ verläuft. Dazu gehören insbesondere felltragende Tiere, aber auch Vögel. Beschwerden treten nicht nur nach Kontakt mit den Tieren selbst, sondern auch mit ihren Haaren oder Ausscheidungen, wie Speichel, auf. Manchmal ist es daher – bei bereits bestehenden Allergien – notwendig, dass nicht nur die Patienten, sondern auch deren Angehörige geplante Tierkontakte (Beispiel Reiten) einschränken und die Kleidung beim Betreten der Wohnung wechseln. Dieser Vorschlag birgt – verständlicherweise – Stoff für Auseinandersetzungen innerhalb der Familie.

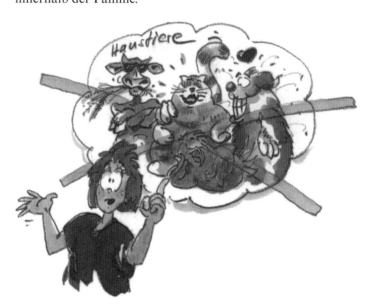

Tierallergene sind oft noch Monate (bei Katzen sogar Jahre) nach der Entfernung der Vierbeiner aus dem Haushalt nachweisbar. Katzenallergene sind hartnäckiger und schwerwiegender als Hundeallergene. Bei Hunden scheint der Zeitpunkt des ersten Kontaktes eine Rolle zu spielen. Neben Meerschweinchen und Hamstern sind vor allem zahme Ratten und Mäuse in der Lage, starke Allergien hervorzurufen. Bitte auch Vorsicht bei Zoo- und Zirkusbesuchen, gegebenenfalls vorher Medikamente geben. Selten treten auch Allergien gegen Fischfutter auf. Felltragende Tiere sind auch Milbenträger.

4.3.4 Hausstaubmilben

Die wichtigste häusliche Allergenquelle sind Hausstaubmilben und ihr Kot. Der Mensch verliert täglich etwa ein Gramm Hautschuppen, wovon sich eine Milbenpopulation 6 Wochen ernähren kann. Milben mögen es gerne feucht und warm (Matratzen). Unter baubiologischen Gesichtspunkten entworfene milbenfreie Häuser sind eine Illusion. Im Hochgebirge ist eine natürliche milbenfreie Umgebung. Zu Hause müssen wir uns damit begnügen, vorbeugend einfache Schritte gegen die Lebensbedingungen dieser Milben zu unternehmen.

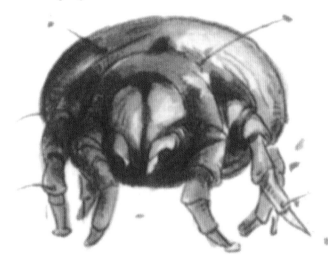

Die folgenden Vorschläge zur Milbenbekämpfung sind grundsätzlich auf alle Wohnräume anwendbar. Nicht zuletzt aus finanziellen Gründen wird man jedoch Schwerpunkte bei der „Sanierung" setzen. Ihr Arzt kann Ihnen helfen, einen „Stufenplan" für Ihren besonderen persönlichen Lebensbereich zu entwerfen.

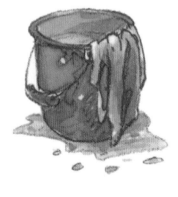

Höchste Dringlichkeit hat das Schlaf- und Spielzimmer. Milben werden bei 60° C abgetötet. Ein Beispiel für ein intensives Sanierungsprogramm ist in ▶ Abschn. 5.4.3 aufgeführt. Die Wirkung dieser Maßnahmen zeigt sich mitunter erst nach Wochen oder Monaten. Man kann mit Zwischenüberzügen den Gehalt von Milbenantigen um 97 % senken. Wiederholte Testungen der Milbenzahlen sind in der Regel nicht notwendig. Der Erfolg der Maßnahmen zeigt sich im Rückgang der Beschwerden, besseren Peak-Flow-Werten und geringerem Medikamentenverbrauch.

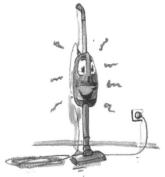

4

Bei Übernachtungen außer Haus kann man nicht mit einer milbenfreien Umgebung rechnen. Vorbeugende Medikamente mit dem Arzt besprechen, Notfallsprays mitnehmen. Spezifische Immuntherapie gegen Milbenallergene ist bei Asthma sinnvoll, da erfolgversprechend.

4.3.5 Pollen

Auslöser sind bei 3 von 5 Patienten Baum- und Gräserpollen. Neben den betroffenen Organen Nase, Augen und Lunge spielen Allgemeinsymptome wie Müdigkeit, Reizbarkeit, Nervosität und Stimmungsschwankungen eine große Rolle. „Blühkalender" sind nur grobe Hilfen. Den aktuellen Stand des Pollenflugs teilt der Pollenwarndienst oder die Tageszeitung mit (es gibt auch verschiedene Apps im Internet). Auch Radio- und Fernsehprogramme bringen Übersichten über den Pollenflug.

Pollenflugkalender:

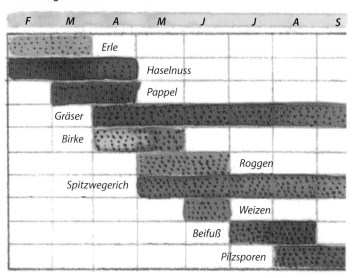

Beschwerden während bestimmter Monate geben Hinweise auf die Art der Allergie

Pollen können auch durch andere Familienmitglieder (z. B. an der Kleidung, im Haar) herumgetragen werden. Lüften der Wohnräume und Aufenthalt im Freien ist am ehesten frühmorgens angezeigt. Baumpollenallergiker sind besonders in den Mittagsstunden gefährdet, während der Birkenblüte (Pollenflug von weit entfernten „Quellen") auch nachmittags und nachts (Schlafen bei geschlossenen Fenstern). Rechtzeitig (im

Einzelfall etwa 2 Wochen vorher) vorbeugende entzündungshemmende und atemwegstabilisierende Behandlung beginnen.
Bei begleitendem Heuschnupfen hilft auch die Medikamentengruppe der Antihistaminika (▶ Abschn. 3.3.7). Da die Ver-
meidungsstrategien die Lebensqualität in höchstem Maße einschränken, ist die spezifische Immuntherapie so wichtig.

4.3.6 Schimmelpilze

Bislang sind 100.000 verschiedene Schimmelpilzsorten bekannt.
Quelle von Schimmelpilzen können Wohnräume, Gartenlaub
und Abfall sowie Lebensmittel sein. Vorsicht ist geboten in
feuchten alten Häusern oder obersten Etagen von Häusern mit
Flachdächern. Zur Vermeidung von Schimmelbefall ist mehrmals tägliches Lüften und eine nicht zu starke Abkühlung sinnvoll. 40–60 % relative Luftfeuchtigkeit anstreben. Sporenflug
im Herbst. Im Freien bleiben Pollen und Pilzsporen zur gleichen Zeit in der Luft. Informationen im Internet sind generell
hilfreich, können aber gerade bezüglich Pilzen im Einzelfall
irreführend sein. Die Beurteilung der Rolle der Schimmelpilze
in der Verursachung von Atemwegserkrankungen erfordert
eine ausgewogene Betrachtungsweise. Die Krankhheiten „allergische bronchopulmonale Aspergillose" (APBA) sowie die
exogen-allergische Alveolitis sind – trotz einiger diagnostischer
Überschneidungen – nicht mit Asthma gleichzusetzen und gehören in die Hand pädiatrischer Pneumologen. Im Einzelfall
bietet sich auch in der Betreuung von schimmelpilzallergischen
Kindern mit Asthma ein allergologisch versierter Arzt als An-
sprechpartner an.

4.3.7 Luftschadstoffe

Einige Luftschadstoffe können die Atemwege direkt reizen.
Andere Luftschadstoffe, wie Dieselabgase, verstärken zusätzlich Allergien. Gesetzliche Vorschriften zur Luftreinhaltung
orientieren sich idealerweise an Schadstoffwerten, die auch
für Personen mit überempfindlichen Atemwegen annehmbar
sind. Während Industrierückstände eher zu einer gewöhnlichen
Bronchitis führen, hat Stickoxid aus Autoabgasen eventuell
eine Bedeutung für die Entstehung der bronchialen Hyperreagibilität und der Allergie. Feinstaub schädigt die Lungenentwicklung allgemein und führt zum Sauerstoffmangel. Für
die Risikoabschätzung ist es wichtig, dass Auspuffabgase in
Kopfhöhe von Kindern am Straßenrand eine höhere Konzentration aufweisen als in entfernten Messstellen.

4

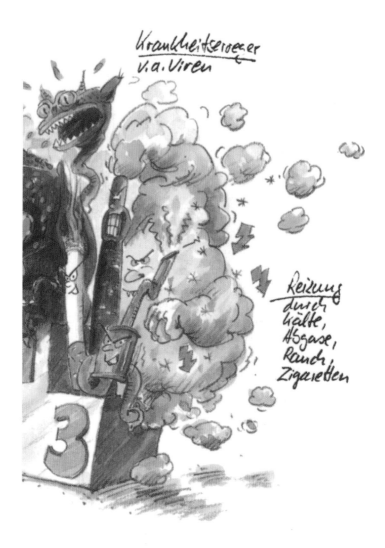

4.3.8 Feinstaub

Es bestehen Grenzwerte der Europäischen Gemeinschaft zum Schutz der menschlichen Gesundheit. So gelten seit dem 1. Januar 2005 europaweit folgende Grenzwerte für die Feinstaubfraktion PM_{10}: Der Tagesgrenzwert beträgt 50 µg/m^3 und darf nicht öfter als 35-mal im Jahr überschritten werden. Der zulässige Jahresmittelwert beträgt 40 µg/m^3.

Für die noch kleineren Partikel $PM_{2,5}$ gilt ab 1. Januar 2015 europaweit ein Zielwert von 25 µg/m^3 im Jahresmittel; dieser Wert ist verbindlich einzuhalten. Ab dem 1. Januar 2020 dürfen die $PM_{2,5}$-Jahresmittelwerte den Wert von 20 µg/m^3 nicht mehr überschreiten.

Im Falle von Schadstoffwarnungen kann es sinnvoll sein, vorbeugend medikamentös zu behandeln. Bitte im Einzelfall mit dem Arzt besprechen!

4.3.9 Ozon

Für die Ozonkonzentration gibt es eine Informationsschwelle von 180 $\mu g/m^3$ (1-h-Mittelwert), um die Bevölkerung über die Medien mit Verhaltensempfehlungen aufzuklären und eine Alarmschwelle bei 240 $\mu g/m^3$ (1-h-Mittelwert).

Zum Schutz der menschlichen Gesundheit wurde ein Zielwert von 120 $\mu g/m^3$ festgelegt, der als maximaler 8-h-Wert eines Tages höchstens an 25 Tagen pro Jahr (gemittelt über 3 Jahre) nicht überschritten werden sollte.

Zum Schutz der menschlichen Gesundheit wurde ab 1.Januar 2005 europaweit für Stickstoffdioxid der 1-h-Grenzwert von 200 $\mu g/m^3$ festgelegt, der nicht öfter als 18-mal im Kalenderjahr überschritten werden darf. Der maximale Jahresmittelwert beträgt 40 $\mu g/m^3$. Zum Schutz der Vegetation wird ein kritischer Jahresmittelwert von 30 $\mu g/m^3$ verwendet. Dieser gilt in der Schweiz auch für Menschen.

4.3.10 Nahrungsmittel

Allgemein empfohlen wird eine vollwertige Mischkost mit reichlich frischem Gemüse oder Obst, Milch und Milchprodukten sowie einer ausreichenden Flüssigkeitszufuhr, aber weniger Fleisch und Wurst, Salz, Zucker, Süßes und Fett. Fisch mit reichlich Omega-3- und Omega-6-Fettsäuren soll einen positiven Einfluss auf die Entwicklung von Allergien und Asthma haben – natürlich nur, wenn keine Fischallergie vorliegt.

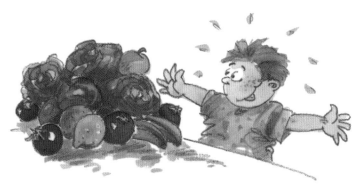

Nahrungsmittelallergien

Nahrungsmittelallergien betreffen häufig eher Säuglinge und Kleinkinder und äußern sich dann meistens in mehr oder minder schweren Hauterscheinungen oder Gesichtsschwellungen (Neurodermitis, endogenes Ekzem, atopische Dermatitis). Ursache sind meist Allergien gegen Kuhmilch oder Hühnereiweiß. Erfreulicherweise besteht bei diesen eine Tendenz zur „Selbstheilung" noch im Vorschulalter. Kreuzallergien führen selten zu schwerwiegenden Reaktionen mit Asthma.

Allergischer Schock oder Anaphylaxie

Asthma, welches durch Nahrungsmittel wie Eier, Baum- und Erdnüsse, Milch, Fisch, verschiedene Getreidesorten oder Fleisch hervorgerufen wird, tritt seltener auf. Es betrifft alle Lebensalter und äußert sich dann im Rahmen eines allergischen Schocks, der Anaphylaxie. Menschen mit Asthma haben ein höheres Risiko, im Rahmen eines allergischen Schocks einen schweren oder schwersten Asthmaanfall zu erleiden. Sie sind dann möglicherweise gar nicht mehr in der Lage, zu inhalieren. Diese Patienten benötigen einen Anaphylaxieausweis mit Nennung der Diagnose, der Auslöser, der Medikamente und einer Handlungsanweisung. Allergiepässe sind vom Arzt erhältlich, Informationen dazu über die in ▶ Kap. 5 genannten Adressen. Es werden Schulungen für die Betroffenen, ihre Eltern, Betreuer einschließlich Lehrer und Erzieher angeboten. Zielführendes Handeln innerhalb von Minuten ist essenziell. Die einzelnen Stadien des allergischen Schocks werden unterschiedlich schnell – mitunter sehr schnell – durchlaufen.

Die Therapie beruht immer auf den Grundsäulen Adrenalin, Kortison und einem Antihistaminikum.

Kreuzallergien

Häufiger als echte Allergien sind die sog. Kreuzallergien. Dies sind leichtere Überempfindlichkeiten oder Unverträglichkeiten. Sie äußern sich in Mundjucken, Schwellungen und Naselaufen direkt nach Kontakt. Ursache ist, dass die gleichen – meist die weniger wichtigen – Allergenstrukturen in Pollen/Milben und Nahrungsmitteln vorhanden sind. Beispiele sind Allergien gegen Krustentiere bei Milbenallergie, Mango bei Beifußallergie, Hülsenfrüchte oder Kartoffel bei Gräserallergie sowie Bananen bei Latexallergie. Mitunter unendlich nervig, aber nicht wirklich gefährlich.

In ▶ Kap. 5 sind weitere Beispiele aufgeführt.

Unverträglichkeit von Nahrungsmittelzusatzstoffen

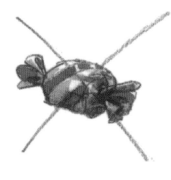

Wesentlich seltener liegt die Ursache für eine Nahrungsmittelunverträglichkeit in einer Überempfindlichkeit gegenüber Nahrungsmittelzusatzstoffen. Dies sind vor allem Farbstoff, Konservierungsstoffe wie Sorbin- und Benzoesäure sowie Geschmacksverstärker, welche in Süßigkeiten, Limonaden, Fruchtjoghurt, Fertigprodukten (Suppen, Saucen, Dressings, Fertiggereichten etc.), Gewürzen, Ketchup und sogar in Zahnpasta vorkommen können.

Es ist auch immer an eine Unverträglichkeit von Medikamenten oder deren Zusätzen zu denken. Auch die Zubereitung der Nahrung kann eine Rolle spielen. Schwerwiegende Einschränkungen bei der Auswahl der Nahrungsmittel sind nur in extrem seltenen Fällen bei hochgradigen, gesicherten Allergien erforderlich. Die Diagnose soll neben den üblichen Blut- und Hauttestverfahren durch die Gabe des Nahrungsmittels – nach vorheriger Elimination – in der Klinik oder zu Hause in Form einer „oralen Provokation" erhärtet werden.

Fazit: Nahrungsmittelallergien

Nahrungsmittelallergien werden weitaus häufiger vermutet als sie tatsächlich vorhanden sind. Es besteht keine Veranlassung, eine Reihe von Nahrungsmitteln nur auf den schlichten Verdacht hin wegzulassen. Da Einschränkungen, „Ersatznahrungsmittel" und Mangelzustände aufgrund falschverstandener Allergien schlimmer sein können als die durch Nahrungsmittel ausgelösten Allergien selbst, bitte keine Experimente auf eigene Faust unternehmen! Echte Allergien – insbesondere solche mit Anaphylaxie – gehören in die Hand des Spezialisten, eines pädiatrischen Allergologen.

4.4 Alltag und Urlaub

Für viele Eltern stellt sich die Frage, inwieweit ein Wohnortwechsel in ein anderes Klima, eine andere Stadt etc. sinnvoll sein kann. Prinzipiell ist dies denkbar, aber wie bekommt man heraus, ob das eigene Kind dazugehört? Meist sind die Auslöser asthmatischer Beschwerden sehr vielfältig. Es ist absolut nicht auszuschließen, dass man nach einem Umzug nicht dennoch gezwungen ist, die Therapie fortzuführen oder sogar zu verstärken. Nicht nur wenn der Erfolg ausbleibt, kann dies – abgesehen vom finanziellen Aufwand – zu Spannungen und Enttäuschungen innerhalb der Familie führen. Es ist daher im Allgemeinen nicht zu empfehlen, eine Asthmaerkrankung zum Ausgangspunkt von Umzugsplanungen zu machen. Umgekehrt ist es jedoch günstig, den Arzt vor ohnehin anstehenden Veränderungen zu fragen, ob besondere Punkte zu berücksichtigen sind. Wenn mehrere Alternativen zur Auswahl stehen, ist es ohne größeren Aufwand möglich, einige Klippen zu „umschiffen".

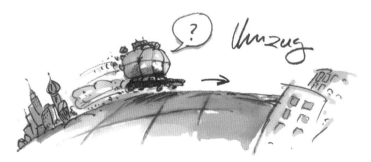

4

4.4.1 Rehabilitation/Kuren

Der Aufenthalt in spezialisierten Rehabilisationseinrichtungen oder Kurkliniken, meist im Hochgebirge oder auf Nordseeinseln gelegen, ist aufgrund ihrer klimatischen Besonderheiten, der intensiven und fachkundigen Betreuung sowie der Möglichkeit zum Erfahrungsaustausch für viele Kinder hilfreich. Auch längere Aufenthalte mit Schulunterricht oder berufsfindenden Maßnahmen sind möglich. Es liegt im Interesse des Patienten und der Familien, in „Schulungen" oder Kursen Techniken zu erlernen, die sich auf das „Alltagsleben" übertragen lassen. Der Erfolg muss sich letztendlich daran messen lassen, inwieweit die Besserung zu Hause vorhält. Beratungsmöglichkeiten bestehen bei den Krankenkassen, Ärzten oder den Rehaeinrichtungen selbst.

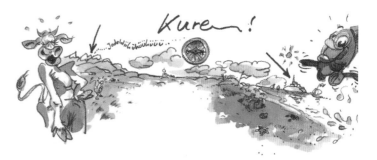

4.4.2 Kindergarten und Schule

Manchmal ist man versucht, den Kontakt mit Gleichaltrigen einzuschränken, um Erkältungskrankheiten aus dem Wege zu gehen. Aus sozialen und psychologischen Gründen wäre dies aber eher ungünstig. Innerhalb gewisser Grenzen gehören „Infekte" zur Entwicklung des Immunsystems. Es sollte gewährleistet sein, dass regelmäßige Inhalationen oder die Einnahme anderer Medikamente im Kindergarten oder in der Schule fortgesetzt werden. Gerade für Kinder mit Asthma ist eine Außenseiterrolle ungünstig. Informationen der Betreuer und Lehrer über Auslöser, bestimmte Allergien und die Medikamente sind sinnvoll. „Notfallsprays" mitgeben oder bereithalten lassen. Da Asthma bronchiale eine häufige Erkrankung ist, kennen sich viele Lehrer und Betreuer mit dieser Problematik zunehmend besser aus.

4.4.3 Urlaub

Das Ziel einer modernen Asthmabehandlung besteht auch im Kindesalter darin, ein ganz normales Leben zu ermöglichen. Dies gilt auch für den Urlaub, der Fragen aufwerfen kann:

- Wohin reisen?
- Was gehört in die Reiseapotheke?
- Wie auf Notfälle vorbereiten?
- Sind Feriencamps oder Ferienfreizeiten tabu?
- Was darf im Urlaub anders sein als zu Hause?
- Welche Reisemöglichkeiten eignen sich am besten: Auto, Schiff, Flugzeug oder Rad?

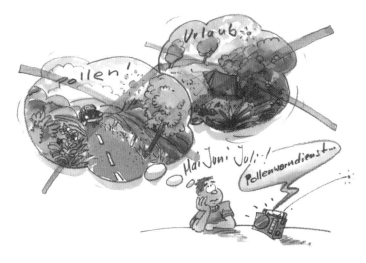

Urlaubsziel

Früher gab es für Kinder mit Asthma nur zwei Alternativen: an die See oder ins Hochgebirge. Grundlage dafür ist die Beobachtung, dass der Pollenflug beispielsweise auf Nordseeinseln wie Amrum etwas niedriger ist als auf dem Festland oder Milbenallergiker über 1600 m Höhe wie in Davos etwas besser aufgehoben sind. Aufgrund der heutigen Therapiemöglichkeiten, nicht zuletzt der spezifischen Immuntherapie und der inhalativen Behandlung mit Kortison, spielt der Urlaubsort eine untergeordnete Rolle(!). Im Mittelpunkt steht vielmehr der „Spaßfaktor" der gesamten Familie. Es müssen nicht länger vorrangig die individuellen Interessen eines Familienmitgliedes berücksichtigt werden. Natürlich sollte man einigen Besonderheiten des Urlaubsortes Beachtung schenken, wie dem Vorkommen von Hausstaubmilben oder dem Pollenflug. Das Gleiche gilt für Tierhaarallergien bei einem Urlaub auf dem Bauernhof. Die exakten Gegebenheiten können aber individuell berücksichtigt werden unter Zuhilfenahme aktueller einfach zugänglicher Informationsquellen wie dem Internet, wo die Allergenbelastung in verschiedenen Gegenden exakt nachgesehen werden kann. Es sei hier einschränkend angemerkt, dass die Information eher die Basis für die medikamentöse Prophylaxe als die Wahl des Ortes darstellen wird. Neben der Allergenbelastung spielt die Luftqualität oft eine wesentliche Rolle. Insbesondere Feinstaub und Ozonwerte sind zu berücksichtigen. Selbst zwischen den Klimazonen an der Nord- und

Ostsee bestehen Unterschiede. Das Nordseeklima ist rauher und anstrengender, der Erholungseffekt deshalb möglicherweise umso größer: „Per aspera ad astra".

Urlaubsdauer

Es ist seit Langem bekannt, dass eine Urlaubsdauer von 3 Wochen am Stück eine ganze Reihe von Vorteilen bietet. Unter besonderen klimatischen Bedingungen, wie im Brandungsbereich der Nordsee oder dem Hochseeklima ist eine Eingewöhnungszeit vo1–2 Wochen erforderlich, sodass erst danach der eigentliche Erholungseffekt beginnt. Andererseits sind auch kürzere Urlaube, falls anders nicht möglich, durchaus zu befürworten. Aus der Sicht des Kindes spielen darüber hinaus das Alter, der Kontakt zu den Geschwistern und der Erholungswert eine entscheidende Rolle.

Reisevorbereitungen und Reiseapotheke

In die Reiseapotheke gehören auf jeden Fall die Dauermedikamente und die Notfallmedikamente, zusätzlich Antiallergika und systemische Kortikosteroide für den Bedarfsfall. Darüber hinaus ist der sachgemäßen Aufbewahrung, z. B. inhalativ gegebener Medikamente, Rechnung zu tragen. Sprays (Dosieraerosole) sollten vor zu starker Sonneneinwirkung, Pulverinhalatoren vor zu hoher Feuchtigkeit geschützt werden. Bei Nahrungsmittelallergikern, die schon einmal eine schwere Reaktion erlebt haben, den Adrenalin-Autoinjektor („Pen") nicht vergessen! Notfallplan, Allergieausweis mitführen je nach den individuellen Gegebenheiten!

Auf Notfälle vorbereiten

Es ist sinnvoll, auf Notfallsituationen vorbereitet zu sein. Dies bedeutet, ebenfalls vor dem Urlaub Peak-Flow-Messungen (zur Ermittlung des Ausgangswertes) durchzuführen und den schriftlichen Notfallplan durchzugehen. Dies betrifft auch, die Verfügbarkeit der dort angegebenen Medikamente zu überprüfen. Es muss feststehen, welche Telefonnummer in welchem Krankenhaus im Notfall angerufen werden kann. Gegebenenfalls lohnt es sich am Urlaubsort selbst Vorkehrungen diesbezüglich zu treffen. Bei der Mehrzahl der Kinder wird dies allerdings überflüssig sein.

Feriencamps oder Ferienfreizeiten

Feriencamps oder Ferienfreizeiten können für ältere Kinder durchaus reizvoll sein. Es gibt diesbezüglich auch spezielle Freizeitangebote für Asthmakinder, wie im Rahmen von Rehabilitationsmaßnahmen an landschaftlich reizvoll gelegenen Orten. Insbesondere wenn Kinder in Feriencamps auf sich allein gestellt sind, sollten Schulungsmaßnahmen vorausgesetzt werden können, d. h. die Kinder sollten in der Lage sein, herannahende Asthmaanfälle zu erkennen und adäquat zu reagieren. Darüber hinaus sollten sie die auslösenden Allergene, einschließlich möglicher Nahrungsmittelallergene, kennen. Die Anaphylaxiemedikamente, den Stand der Schulung und die Dosierung überprüfen (lassen)! Neben der Diagnose und den zu vermeidenden Lebensmitteln sollte Betreuern auch das konkrete Vorgehen vertraut sein, ▸ Abschn. 5.4: Vorschlag für eine Information für begleitende Erzieher.

Was darf im Urlaub anders sein als zu Hause?

Urlaubszeit bedeutet vielfach eine Umstellung des Tagesrhythmus, wobei dies vom Alter der Kinder abhängt. Darüber hinaus fordern längere Reisen auch immer wieder Umstellungs- und Anpassungsprozesse. Alle unterschiedlichen Urlaubsformen haben ihre Vor- und Nachteile. Im eigenen Auto können die Medikamente und ein Inhaliergerät leichter transportiert werden als im Flugzeug, in dem weniger Gepäck erlaubt ist. Aber auch die Reise zu Rad empfiehlt sich für Patienten mit Asthma und ist wegen des Trainingseffekts zu begrüßen. Längere Schiffsreisen sind bei Kindern nur dann geeignet, wenn ausreichend Möglichkeiten zu körperlicher Aktivität vorhanden sind. Bei Reiturlauben ist potenziellen Allergenen Beachtung zu schenken, das Gleiche gilt für Safaris oder den Urlaub auf dem Bauernhof. Auch die Möglichkeit von Infektionskrankheiten der Atemwege und die erhöhte Ansteckungsgefahr auf Reisen sollte berücksichtigt werden.

Fazit: Urlaub

Bei der Urlaubsplanung sind insbesondere Pollen-, Milben- und Tierhaarallergien (Bauernhof, Reiturlaub) zu berücksichtigen. Milben sind in Höhen über 1600 m schlecht, Milbenallergiker aber dagegen gut aufgehoben. Warme, südlich gelegene Gebiete in Küstennähe wirken sich auf das Asthma meist günstig aus. Pollenallergikern mit starken Asthmabeschwerden ist von Urlauben im Freien (beispielsweise Camping) während der Gräserblüte im Allgemeinen abzuraten. An den Küsten des Mittelmeers ist die Belastung durch Gräserpollen relativ gering. Ärger können ortsständige Bäume bereiten. In einzelnen Fällen sind die Polleninformationsdienste zu befragen. Medikamente und Inhalationsgräte nicht vergessen! Kinder und Jugendliche, die allein oder in Jugendgruppen verreisen, nehmen zusätzlich wichtige Telefonnummern und Kopien von Befunden mit. Nahrungsmittelunverträglichkeiten mitteilen! Bei Anaphylaxie sind besondere Vorsichtsmaßnahmen erforderlich. Betreuer über die Medikamente aufklären! Vorsorglich örtliche Krankenhäuser ausfindig machen! Wenn man den Regenschirm dabei hat, regnet es nicht.

Insgesamt gesehen sind Urlaube hervorragende Möglichkeiten, die Eigeninitiative und Aktivität der Kinder, auch im Umgang mit ihrer Krankheit zu fördern. Dabei sollte nicht die Krankheit im Mittelpunkt stehen, sondern das positive Erleben der gesamten Familie. Es gibt heutzutage mit der moder-

4

nen Therapie kaum mehr Restriktionen, die Spaß und Aktivitäten der Kinder behindern.

4.5   Infekte und Viruserkrankungen

Als Auslöser von Asthma bronchiale sind vor allem Rhinoviren zu nennen. Auch RS-Viren können eine Bronchiolitis hervorrufen. Die Grippe verläuft bei Menschen mit Asthma schwerer. Schutzmaßnahmen sind im Wesentlichen Einmaltaschentücher, Händewaschen, die Händedesinfektion und der taktische Umgang mit großen Menschenansammlungen.

4.5.1   Infektvorbeugung in der nasskalten Jahreszeit – besonders wichtig für Asthmakinder

Regen, Kälte, trübes Wetter! Wer spürt in der Herbst- und Winterzeit nicht die ständige Angst der Ansteckung bei scheinbar harmlosen Infekten, die sich eventuell lange hinziehen können?

Besonders bei Kindern mit Asthma bronchiale können viele Eltern die Uhr stellen: Schnupfen, Husten, Atemnot

Diese Folge von Ereignissen spielt sich häufig innerhalb von wenigen Stunden ab. Infekte mit scheinbar harmlosen Viren – Rhinoviren und Grippe(Influenza)viren – wirken sich quälend auf das Wohlbefinden der Patienten aus und führen zu wiederkehrenden Asthmabeschwerden. Andere für Erwachsene harmlose Erkältungskrankheiten mit RS-Viren können bei Säuglingen zu schweren Lungenentzündungen führen. SARS-Covid-19 führt auch zu Lungenentzündungen, wobei Patienten mit kontrolliertem Asthma nach heutigem Kenntnisstand keine Risikogruppe für einen schweren Verlauf darstellen. Im Einzelfall setzt die korrekte Einschätzung aber ärztliches Spezialwissen voraus, es gibt dazu ständig aktualisierte Stellungnahmen von Fachgesellschaften.

Manche frühgeborene Säuglinge entwickeln eine sog. Bronchiolitis, eine Entzündung der ganz kleinen Atemwege. Häufigster Auslöser ist das RS-Virus. Bei Frühgeborenen mit einem erhöhten Risiko ist eine Vorbeugung durch Gabe von Antikörpern gegen das Virus während der ersten Winter zu empfehlen.

Aber zurück zum Alltag: Wenn ein Infekt den anderen ablöst, klingt die Entzündung nicht ab. Die Schleimhäute sind immer gereizt, eine dauernde Beeinträchtigung des Befindens ist vorprogrammiert. Antibiotika helfen nur bei Superinfektionen durch Bakterien.

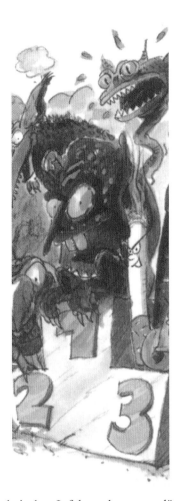

Das Wichtige bei der Infektvorbeugung lässt sich so zusammenfassen:

- Infektvermeidung
- Stimulation des Immunsystems
- Impfungen

Das Ziel besteht darin, dass die Ansteckungsgefahr geringer wird, die einzelnen Erkrankungen weniger stark verlaufen und die Episoden schneller abklingen.

4.5.2 Infektvermeidung

Die wichtigste einzelne Maßnahme zur Vermeidung von Infektionen ist Abstinenz gegenüber Rauchen und Vermeidung von Passivrauch. In der gesamten wissenschaftlichen Literatur wird keiner einzelnen Gefährdung ein so hoher Stellenwert beigemessen wie dem Rauchen.

4

Vermeidung von Infektionen durch Erwachsene

Erwachsene haben bereits ein immunologisches Gedächtnis, das sie jedoch nicht davor schützt, bestimmte Viren zu übertragen. Das bedeutet, dass sie nicht selbst krank werden, aber Kinder anstecken können. Die Ansteckungswege sind dabei viel zu wenig bekannt. Jeder denkt an die öffentlichen Verkehrsmittel, wo einer der wartenden Passagiere niest. Dies spielt eine Rolle. Darüber hinaus ist es aber wichtig, dass viele Viren durch Händedruck oder durch Berührung von Oberflächen weitergereicht werden. Das betrifft insbesondere die sog. RS-Viren, die für Kinder eine große Gefahr darstellen können, für Erwachsene aber harmlos sind, wenn sie nicht an einer Immunschwäche leiden. Es sind daher einfache Dinge wie Händewaschen, die eine Ausbreitung von Infekten verhindern können. Übertragen werden Erreger auch durch Türklinken und -drücker. Bei Covid-19 wirken sich Maßnahmen zur Vermeidung einer Ansteckung aus Aerosolen und Tröpfcheninfektion am wirkungsvollsten aus.

Ansteckung durch andere Kinder

Die Betreuung in Gemeinschaftseinrichtungen wie Kindergärten, Krippen oder Hort führt selbstverständlich zu häufigen Infektionen. Dabei sind es meistens harmlose Infekte mit Schnupfen(Rhino)viren. Diesen Infekten wird, so misslich sie das Befinden auch akut beeinflussen können, auf Dauer eher eine immunstimulatorische Wirkung zugeschrieben. Nach den Ergebnissen verschiedener Studien beugen sie auch Allergien vor. Sie können aber bei Nichtallergikern Asthma auslösen. Dies wird dann mit den klassischen Asthmamedikamenten behandelt.

Vorbeugung durch Ernährung

Viel frisches Obst und Gemüse, möglichst natürlich, um den Gehalt an wertvollen Inhaltsstoffen nicht zu mindern, kann einen wesentlichen Teil der Vorbeugung darstellen. Dabei sollte eine leichte Kost bevorzugt werden. Insbesondere den Vitaminen C und D wird eine schützende Wirkung gegen Infekte zugeschrieben. Die Frage besteht allerdings darin, wie viel über die in unseren Lebensmitteln bereits vorhandenen Vitamine hinaus zusätzlich zugeführt werden soll. Der Proteingehalt der Nahrung sollte hoch sein, da wesentliche Abwehrstoffe aus Eiweiß hergestellt werden. Die Zusammensetzung des Fettanteils sollte möglichst variabel sein, d. h. unter Einschluss von hochwertigen Pflanzenölen und auch sog. Omega-3-Fettsäuren (Eicosapentaensäure und Docosahexaensäure) aus Fischöl.

Abhärtung: Stimulation des Immunsystems

Dazu ist keine Härte erforderlich, die der Begriff Abhärtung suggerieren möchte. Vielmehr entspricht das Vorgehen einer modernen und gesundheitsbewussten Lebensführung. Wasser und die Temperaturreize, die durch Wasser erzielt werden können, sind seit langem vorbeugend gegen Erkältungen eingesetzt worden. Dazu sind keine Sauna und die eiskalten Güsse notwendig, Effekte stellen sich auch durchaus beim täglichen Duschen ein. Das warme Wasser hat dabei 38 °C, das kalte Wasser 10 °C. Saunaanwendungen sind auch für Kinder mit Atemwegserkrankungen durchaus möglich. Im Einzelfall sollte darüber der Arzt entscheiden. In Rehakliniken wird auch der sog. Kältelauf eingesetzt: morgendliches Joggen bei jeder Temperatur.

Physikalische Maßnahmen (kühlende Wadenwickel) können auch bei Fieber angewandt werden – nicht jedoch auf unterkühlte Hautstellen. Raumvernebler sind wegen der Gefahr der Kontamination (Schimmelpilze) nicht zu empfehlen. Die tägliche Trinkmenge ist bei Infektionen – aber auch zur Vorbeugung – zu erhöhen. Flüssigkeit befeuchtet die Schleimhaut. Spaziergänge an der Brandungszone wirken sich günstig auf die Schleimhäute aus.

Körperliche Bewegung

Körperliche Bewegung stärkt das Immunsystem. Übergewicht, sitzende Tätigkeiten (Computerspiele) in überwärmten Räumen und dazu Fastfood schwächen das Immunsystem. Sprachgesteuerte Haushaltsgeräte sind für Gesunde ein nettes Spielzeug, fördern aber den Bewegungsmangel. Ausreichende Bewegung, möglichst an frischer Luft, aktiviert Atmung und Kreislauf. Immunologische Studien haben gezeigt, dass die Abwehr durch körperliche Bewegung bei verschiedenen Krankheiten und auch im gesunden Zustand verstärkt wird. Auch ausreichender Schlaf, um die Energiereserven wiederherzustellen, ist in der kalten Jahreszeit notwendig. Durch diese Maßnahmen kann sich das Immunsystem flexibel auf die Herausforderungen des Winters einstellen.

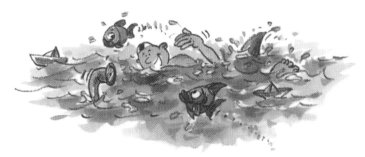

Natürliche Immunstimulanzien

Heilpflanzen oder daraus abgeleitete Stoffe wie Echinacea, Cineol oder Spurenelemente spielen eine gewisse Rolle in der Selbstmedizin und sind im Zweifelsfall harmlos. Die mögliche Auslösung von Allergien durch Echinacea verdient Beachtung: Die Stimulation der Infektabwehr der Schleimhaut durch infektionsunfähige (avirulente) Bakterienteile ist ein potenziell interessanter Ansatz, der Wirksamkeitsnachweis ist jedoch schwer zu führen.

Fazit: Stärkung des Immunsystems

Es hat keinen Sinn, in der kalten Jahreszeit – entsprechend dem chinesischen Sprichwort – wie das Kaninchen auf die Schlange zu starren. Wichtiger ist es, einfache vorbeugende Maßnahmen durchzuführen und Infekten so zu begegnen, dass körperliche Schonung in Maßen die Ausheilung begünstigt. Voraussichtlich führen wissenschaftliche Studien in nicht allzu langer Zeit dazu, Präparate zu entwickeln, die auf natürlicher Basis das Immunsystem stärken und die kalten Wintermonate verträglicher gestalten. Impfempfehlungen für Atemwegspatienten – und gegebenenfalls deren Angehörige – sind zu befolgen.

4.5.3 Impfungen

Impfungen schwächen in der Regel nicht das Immunsystem, sondern stärken es. Schutzimpfungen sind nicht während asthmatischer Beschwerden durchzuführen. Es bietet sich auch an, Zeiten absehbar erhöhter Gefährdung zu meiden. Im Einzelfall sollten die Vor- und Nachteile vom Kinderarzt gegeneinander abgewogen werden. Vor und nach einer Hyposensibilisierungsbehandlung ist im Allgemeinen 1–2 Wochen Abstand zu einem Impftermin zu halten. Vorsicht ist bei hühnereiallergischen Kindern gegenüber Lebendimpfstoffen geboten, die auf Hühnerei gezüchtet wurden. Dies betrifft vor allem die Schutzimpfungen gegen Grippe. Während einer Kortikosteroidbehandlung mit Tabletten, Zäpfchen oder Saft werden im Allgemeinen keine Schutzimpfungen durchgeführt. Auch bei hochdosierter Inhalationsbehandlung wird dies im Einzelfall durch den Arzt entschieden.

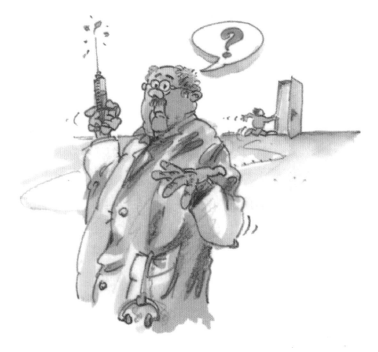

Erkältungen kann man nicht verhindern, jedoch sind gegebenenfalls nach Rücksprache mit dem Kinderarzt Grippeschutzimpfungen möglich. Die Grippeimpfung wird bei allen Kindern mit Atemwegserkrankungen empfohlen. Im Allgemeinen verläuft die Grippe bei Kindern mit Atemwegserkrankungen schwerer als im Durchschnitt. Auch Keuchhustenschutzimpfungen sind dringend zu empfehlen, da diese Krankheit die Bronchialschleimhaut stark in Mitleidenschaft zieht. Dies betrifft auch die Impfung von Erwachsenen, die möglicherweise den Erreger übertragen. Bei allen Patienten mit Atemwegserkrankungen sind Impfungen gegen Pneumokokken zu empfehlen. Den besten Zeitpunkt dafür nennt Ihnen der Kinderarzt. Impfungen mit zur Verfügung stehenden zugelassenen Impfstoffen gegen Covid-19 (SARS II) werden empfohlen.

Fazit: Impfungen

Statt mit den natürlichen Viren und anderen Antigenen stimuliert zu werden, schaffen Impfungen die Möglichkeit, das Immunsystem anzuregen und die natürliche Infektion zu vermeiden. Dies geht nicht bei normalen Schnupfenviren. Die Impfungen im Kindesalter – einschließlich der Pneumokokken-, Keuchhusten- und Grippeimpfung – wirken immunstimulierend und bieten einen Schutz gegen seltene, aber häufig schwer verlaufende Krankheiten. Insbesondere bei Kindern mit Beschwerden der Atmungsorgane, wie Asthma und rezidivierend obstruktive Bronchitiden, sind sie indiziert, d. h. unbedingt zu empfehlen.

4.5.4 Asthma bronchiale und Covid-19 (SARS II)

Kinder entwickeln nach den bei Drucklegung vorliegenden Daten eher eine milde Form der Erkrankung. Asthma bronchiale führt in der Regel zu keinem erhöhten Risiko für einen schweren Verlauf. Voraussetzung ist, dass das Asthma gut eingestellt ist. Die Medikamente haben keinen Einfluss auf die Ansteckung oder die Schwere der Erkrankung. Dies betrifft sowohl inhalierbares Kortison als auch β_2-Sympathomimetika. Eine Behandlung mit Biologika und die spezifische Immuntherapie werden ebenfalls durchgeführt. Für Asthmapatienten gelten die Abstandsregeln und Hygienemaßnahmen in gleicher Weise wie für alle anderen. Es besteht – abgesehen von akuten Asthmabeschwerden – keinerlei Grund auf einen Mundnasenschutz zu verzichten. Das Gleiche gilt für die zur Verfügung stehenden zugelassenen Impfstoffe.

4

4.6   Sport und Anstrengungsasthma

Für das unbehandelte Asthma des Kindesalters sind Beschwerden während oder nach körperlicher Belastung typisch. Sport ist nicht nur dazu da, körperlich fit zu bleiben. Er macht Spaß und ist für die Allgemeinentwicklung notwendig. In Anbetracht der Behandlungsfortschritte ist die „Befreiung" vom Sportunterricht wegen Asthma bronchiale nicht gerechtfertigt und überholt. Die Alternative „entweder uneingeschränkte Teilnahme am Schulsport oder vollständige Befreiung durch ein Attest" gilt nicht mehr. Im Einzelfall kann eine Teilnahme am Sportunterricht „innerhalb der selbst gesteckten Leistungsgrenzen" (keine Benotung!) erfolgen. Günstig wird sich die Herstellung eines direkten Kontakts zwischen dem Lehrer und dem behandelnden Arzt, beispielsweise in einem Brief oder telefonisch, auswirken. Dies wird wegen des damit verbundenen Aufwandes nicht immer möglich sein.

Viele Lehrer berichten, dass Asthmakinder beim Schulsport kaum zu bremsen sind. Dies muss nicht nachteilig sein, solange Beschwerden rechtzeitig erkannt werden. In vielen Städten gibt es Sportgruppen für Kinder mit Atemwegserkrankungen. Die Betreuer sind speziell geschult. Meist werden unter anderem Schwimmunterricht und Atemgymnastik angeboten. Ziel ist die spätere Mitwirkung in regulären Sportvereinen.

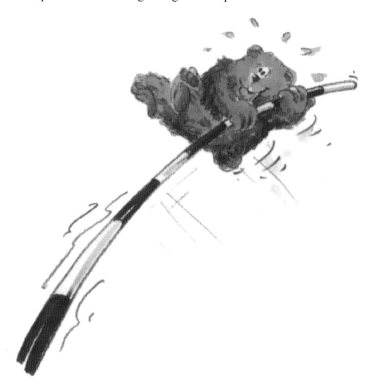

Apropos Leistungssport: Unter Athleten ist Asthma mindestens ebenso häufig wie in der übrigen Bevölkerung. Es gibt viele Goldmedaillengewinner in der Leichtathletik, sowohl im Sprint als auch im Ausdauerlauf (Rosa Mota im Marathon). Der jetzt 70-jährige Mark Spitz holte 1972 in München 7 Goldmedaillen im Schwimmen.

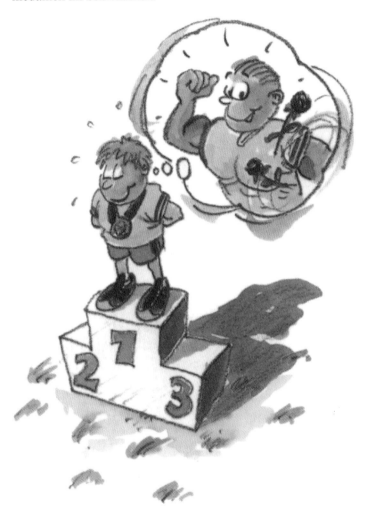

■ ■ **Voraussetzungen für Sport bei Asthma bronchiale**
— Sobald es das Alter ermöglicht, sollte eine ausführliche Lungenfunktionsuntersuchung mit Belastung vorgenommen werden, wobei auch auf die Zeichen der „Überblähung" der Lunge zu achten ist (▶ Kap. 2). Es ist darauf Wert zu legen, dass die Medikamente wie verschrieben eingenommen wurden, Asthmaanfälle ausreichend lange zurückliegen und Notfallmedikamente (z. B. β_2-Mimetikum) griffbereit sind. Bei der Beurteilung des Zustandes des Kindes hilft die Überwachung der Lungenfunktion mit dem Peak-Flow-Meter.
— Etwa 20 min vor der sportlichen Betätigung sollten die Kinder mit bekanntem Anstrengungsasthma ein β_2-Mimetikum,

möglicherweise zusammen mit Cromoglycinsäure, inhalieren. Die Schutzwirkung kann mit einer Lungenfunktionsuntersuchung nach Belastung überprüft werden.

— Nicht alle körperlichen Belastungen wirken sich gleich aus. Kurzzeitige Aktivitäten, gefolgt von Ruhepausen, sollten bevorzugt werden. Aufwärmübungen sind ebenfalls notwendig. Der Einfluss einzelner Übungen kann „vor Ort" mittels Peak Flow beurteilt werden (▶ Kap. 2). Langfristig können auch Sportarten gewählt werden, die sich speziell bei Asthmaerkrankungen günstig auswirken, wie das Schwimmen, Radfahren oder Ballspiele, wie Handball und Tennis.

— Bei Allergikern bitte Sportarten, die mit Tieren zu tun haben (z. B. Reiten), sowie Ozon- und Feinstaubwerte berücksichtigen! Kinder mit Stauballergie können in Hallen und Kinder mit Pollenallergie beim Turnen im Freien Beschwerden bekommen: Vorher Gabe von Medikamenten und Kontrolle des Peak Flows!

— Selbstüberschätzung bei Wettkämpfen kann gefährlich sein. Hinweiszeichen für eine Verschlechterung und Peak-Flow-Werte beachten! Ausführliche Information des Trainers!

— Im Einzelfall die Teilnahme an Skiaktivitäten beziehungsweise Schullandheimbesuchen mit Lehrer und Arzt besprechen. Vieles ist von den Fähigkeiten der Betreuer, mit einer Erkrankung wie dem Asthma bronchiale umzugehen, abhängig. Hier kann ein Brief an Lehrer wie in ▶ Kap. 5 hilfreich sein.

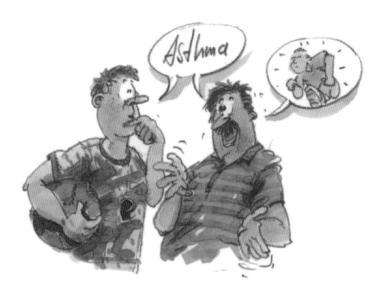

4.6.1 Atemgymnastik (Atemtherapie)

Regelmäßige Atemtherapieprogramme haben sich in Kur- und Spezialkliniken bewährt. Vielversprechend sind ambulante Gruppen in der Nähe des Wohnorts.

Das Ziel ist es, je nach Alter günstige Atemtechniken zu erlernen, spielerisch-bewusst die Atemmechanik wahrzunehmen und atemerleichternde Körperstellungen zu trainieren: Für das Kindesalter eignen sich besonders der „Kutschersitz", die oder das „Päckchen" usw. Darüber hinaus gibt es Ausatemübungen wie das Sprechen von P-Lauten beim Bewegungsspiel oder die „Lippenbremse". Mit den Übungen beginnt man am besten unter fachkundiger Anweisung im beschwerdefreien Zustand. Die richtige Atemtechnik kann auch später bei Atemnot hilfreich sein. Im schweren Asthmaanfall sind krankengymnastische Übungen in keinem Fall ausreichend. Die Atemgymnastik ist nicht als Konkurrenz zur Behandlung mit Medikamenten aufzufassen, sondern als deren Ergänzung und Teil eines einheitlichen Plans.

4.6.2 Atemtechniken

Selbsthilfetechniken bei Atemnot, wie die Lippenbremse, der Kutschersitz, die Torwarthaltung und das Abstützen der Arme werden im Folgenden ausgeführt:

■ **Lippenbremse**
Eine hilfreiche Atemtechnik bei Atemnot ist die Lippenbremse, auch als dosierte Lippenbremse bezeichnet. Es wird über die Nase eingeatmet und über den Mund ausgeatmet, wobei die Lippen locker aufeinander liegen. Beim Ausatmen strömt so die Luft langsam zwischen den Lippen aus der Mundhöhle hinaus. Der gleichmäßige Druckabfall in den Atemwegen erleichtert das Ausatmen, die Atemwege bleiben offener. Der Atemrhythmus betont die Ausatmung, sie dauert länger, fällt leichter und wird effektiver. Hechelatmung, Hyperventilation, und Energieverschwendung durch Totraumventilation werden geringer.

Günstig sind der Kutschersitz, die Torwarthaltung und im Stehen das Abstützen der Arme zum Beispiel in der Taille, auf einer Stuhllehne oder an der Wand. Ihre Wirkung beruht teilweise darauf, dass sie durch Hochziehen des Schultergürtels die Atemhilfsmuskulatur aktivieren. Diese Körperhaltung mit hoch gedrückten Schultern erleichtert das Atmen!

■ Der Kutschersitz

Bei erschwerter Atmung kann man die Atemmuskulatur unterstützen, indem man sich hinsetzt. Dann beugt man den Oberkörper nach vorn und stützt die Unterarme auf den Oberschenkeln oder einer Tischplatte ab.

■ Die Torwarthaltung

Im Stehen leicht in die Knie gehen und bei vorgebeugtem Oberkörper die Hände auf den Oberschenkeln abstützen. Die Schultern dabei hochdrücken.

■ Angelehnt an eine Wand

Im Stehen eine Hand gegen eine Wand stützen. Der eine Arm dient als Stütze. Der andere Arm wird in die Hüfte gestemmt. Dabei wird die Hand in der Taille so aufgestützt, dass die Schultern hoch gedrückt werden.

■ Atemreizgriff (ARG)

Der ARG entspannt bei Atemnot und erleichtert die Atmung:
    Dabei wird die Bauchhaut unterhalb der Rippenbögen ergriffen, beim ruhigen Einatmen etwas vom Körper weggezogen, beim Ausatmen wieder losgelassen.

4.6.3 Dysfunktionelle Atmung und funktionelle Atemstörungen

Von geübten Atemtherapeuten und natürlich auch von Ärzten können Formen der dysfunktionellen Atmung (z. B. die dysfunktionelle Atmung vom thorakalen Typ, DATIV) oder funktionelle Atemstörungen erkannt und behandelt werden. Diese betreffen auch die Stimmbanddysfunktion, den Hustentic oder die Hyperventilation. Diese Atemstörungen sind vom Asthma zu unterscheiden, kommen aber bei Asthmapatienten häufiger vor.

4.7 Psyche und Asthma

Luft und Atmung nehmen eine zentrale Rolle in unserem kulturellen Empfinden ein. Inspiration bedeutet zum Beispiel sowohl Einatmung als auch Eingebung. Einerseits wird uns Leben eingehaucht, andererseits stockt uns der Atem oder die Luft bleibt uns weg. Viele weitere Redewendungen beziehen sich auf die Atmung und das Asthma: Der Atem wird geraubt, die Puste geht aus. Atmung ist Leben, die Abwesenheit von Atmung lebensbedrohlich.
    Atemnot ruft Spannungen und Angst beim Patienten (und dessen Umgebung) hervor. Angst ist selbst ein starker Asthmaauslösereiz. Nur zu leicht entsteht daraus ein „Teufelskreis".

Man hat dies schon früh bemerkt und in der Vergangenheit, als man wenig von Lungenfunktion und Allergien wusste, die Ursache des Asthma bronchiale in der Psyche des Patienten gesehen. Vor hundert Jahren beschrieben führende Psychoanalytiker Asthma als eine psychosomatische Erkrankung, die durch den „Schrei nach der Mutter" charakterisiert sei. Noch in den 1960er-Jahren wurde Asthma bei Kindern mit Valium behandelt. Mittlerweile ist diese Auffassung zwar überholt, einige Nachwirkungen haben sich aber bis heute gehalten. Man kann sie in Sprüchen wie „alles psycho" „lass Dich nicht so gehen" oder „hab Dich nicht so" im Umgang mit Asthmapatienten erkennen. Diese oder ähnliche Bemerkungen sind mehr als deplatziert. In ihnen klingt die Einschätzung, der Patient könne die Erkrankung zur Durchsetzung anderer Interessen nutzen. Dies ist im Kindesalter jedoch extrem selten. Aber die „Sprüche" reflektieren die wichtige Rolle der Lunge.

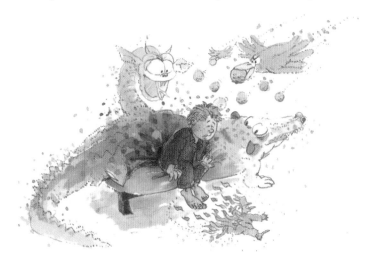

Im Allgemeinen ist es richtig, anderen von der Krankheit zu erzählen. Familie, Freunde, Lehrer oder andere Personen müssen wissen, wie sie im Alltag helfen können und was sie im Falle eines Asthmaanfalls unternehmen sollen, wenn Sie Atemnot haben. Wenn Ihr Kind Asthma hat, ermutigen Sie es, seinem Umfeld (Kindergarten, Schule, Arbeitsplatz, Freunde und andere) mitzuteilen, wenn es Atemnot hat. Gleichfalls soll es sich frei fühlen, die dosierte Lippenbremse und atemerleichternde Körperstellungen bei Atembeschwerden in jeder Situation einzusetzen, seine inhalierbaren Medikamente in jeder Situation anzuwenden, in der das notwendig ist, sowie Rat zu suchen, wenn sie sich durch Ihre Erkrankung entmutigt fühlen.

Das wirkungsvollste Mittel, den „Teufelskreis" Asthma-Angst-Asthmaverschlimmerung zu durchbrechen, ist die Sicherheit im Umgang mit Asthma bronchiale auch unter Belastungssituationen. Es ist ein gutes Gefühl, auftretende Schwierigkeiten rechtzeitig erkennen zu können und ihnen gewachsen zu sein. Zum intensiven Erfahrungsaustausch wurden vielerorts „Patientenschulungen" eingerichtet. Dies sind keine trockenen Lehrveranstaltungen, sondern spannende Kurse. Patienten und ihre Angehörigen erfahren im Umgang mit Ärzten, Psychologen, Atemtherapeuten, Schwestern oder Pflegern, dass große Teile der Therapie unproblematisch sind oder sogar Spaß machen können. Allein das Erlebnis, die Erfahrung, dass man nicht allein mit der Erkrankung ist, ist Gold wert. Der Arzt lernt seinerseits, Schwierigkeiten mit der Behandlung zu verstehen.

Erfahrungsgemäß treten insbesondere bei Heranwachsenden Fragen nach der Notwendigkeit einer regelmäßigen Therapie auf. Diese Altersgruppe ist statistisch besonders durch schwere Anfälle und Komplikationen gefährdet. Man hat fast den Eindruck, dass die Grenzen ausgelotet werden und die Gefahr gesucht wird.

Welche therapeutischen Interventionen gibt es sonst noch? In einigen Fällen wirken sich autogenes Training und Suggestion, die das Gefühl von Entspannung und Sicherheit vermitteln, hilfreich aus. Obwohl Familientherapie wegen eines Asthma bronchiale selten notwendig sein dürfte, kann die Lösung vorbestehender Probleme, die sich unter dem Druck einer schweren Erkrankung zur Zerreißprobe entwickeln, auch einen günstigen Einfluss auf die Behandlung des Asthma haben. „Psychopharmaka" oder Beruhigungsmedikamente haben keinen Platz in einer zeitgemäßen Asthmatherapie.

Funktionelle Atemwegserkrankungen (wie der Hustentic, der Räuspertic, die dysfunktionelle Atmung vom thorakalen Typ mit insuffizienter Ventilation, die – nicht selten belastungsinduzierte – Stimmbanddysfunktion und die Hyperventilation) haben eine große gemeinsame Schnittmenge mit der bronchialen Hyperreagibilität und dem Asthma bronchiale. Wenn sie nicht erkannt werden, führt dies zur Diagnose eines unkontrollierten Asthma bronchiale mit immer intensiverer Asthmatherapie und negativen Folgen für die Betroffenen. Es ist notwendig, rechtzeitig den Weg zu in diesem Gebiet erfahrenen Psychologen zu bahnen und eine Verhaltenstherapie zu initiieren.

4.8   Begleiterkrankungen

Hier sind als häufigste Begleiterkrankung Übergewicht, chronische Nasennebenhöhlenentzündungen, gaströsophagealer Reflux, Schlafstörungen (Apnoe) und funktionelle Atemstörungen zu nennen. Alle erfordern eine eigene Diagnostik und Therapie, da sonst das Asthma nicht erfolgreich therapiert werden kann. Darüber hinaus sind Asthma bronchiale und Allergien so häufig, dass sie auch parallel oder zusammen mit anderen Lungenerkrankungen im Kindesalter (Mukoviszidose, primäre ziliäre Dyskinesie, bronchopulmonale Dysplasie, gastroösophagealer Reflux, angeborene Fehlbildungen) auftreten. Es wäre falsch, auf dem anderen Auge blind zu sein, sobald eine Diagnose gefunden wurde.

4.9 Zusätzliche Maßnahmen

Viele Patienten sind unglücklich mit der Tatsache, dass wir nach wie vor nicht alles über die Grundlagen des Asthmas wissen und es nur professionell behandeln, aber nicht heilen können. Insbesondere fehlt die Möglichkeit, individuell und verbindlich Aussagen über den weiteren Verlauf zu treffen.

Asthma bronchiale ist, wie wir sagen, eine chronische Krankheit. Es verschwindet zwar häufig „von selbst", aber eben nicht immer. Bei fast der Hälfte aller Patienten macht Asthma jahrelang Urlaub und kommt dann wieder oder es wechselt die Intensität. Bei vielen Patienten entsteht Unmut über die mangelnde Vorhersagbarkeit: Wir teilen diesen und er motiviert uns zur wissenschaftlichen Forschung. In der Zukunft werden neue Verfahren wie Genanalysen sicher präzisere Aussagen ermöglichen. Wenn man ehrlich sein will, muss man diese Grenzen gegenwärtig anerkennen.

▪▪▪ Komplementäre Behandlungsansätze

Dies sind häufig natürliche, nichtmedikamentöse Behandlungsansätze. Nehmen wir z. B. den Schleim beim Asthma. Der zähe Schleim beim Asthma wird als quälend empfunden. Die einfachste und wirkungsvollste Methode zur Lösung des Schleims ist eine gute Behandlung des Asthma bronchiale. Zur Inhalation kann man abgesehen von den Asthmamedikamenten auch Kochsalzlösung (in der Konzentration von 0,9–3 %) verwenden. Sie hat keine Nebenwirkungen außer gelegentlichem Husten. Bei Fieber und schneller Atmung ist der Flüssigkeitsbedarf erhöht. Bitte das Kind anhalten, reichlich zu trinken. Richtschnur für größere Kinder: tagsüber pro Stunde ein Glas Flüssigkeit.

Sauna hat – abgesehen vom Einfluss auf Asthma – positive gesundheitliche Effekte. Auf die Rolle von Sport wurde bereits hingewiesen.

4.10 Asthmakurse (Schulungen)

Schulungen für Kinder und Jugendliche stehen in den Themenbereichen Asthma bronchiale, Neurodermitis und Anaphylaxie zur Verfügung. Die Patienten sind in Gruppen annähernd Gleichaltriger eingeteilt. Heranwachsende können auch an der Erwachsenenschulung Asthma bronchiale teilnehmen. In den Kursen werden die Basics gelernt, geübt, wiederholt. Die Teams sind meist interdisziplinär. Neben Ärzten gehören dazu

4

medizinische Fachkräfte, Psychologen, Ernährungsexperten (Ökotrophologen, Diätassistenten) und Pädagogen. Da jeder Patient sein eigenes Asthma hat, erfährt er, dass es trotz der Vielseitigkeit auch Gemeinsamkeiten gibt. Von Beidem kann man lernen. Das Lernen in einer Gruppe stärkt die Motivation, daraus ziehen alle Kraft. Beim Asthma können die Schulungen z. B. eine Laufbandbelastung, Entspannungsübungen, Notfalltraining, Medikamentenkunde, Unterweisung der Eltern und psychologische Beratung der Eltern beinhalten.

■ ■ **DMP (Disease-Management-Programm)**
Dieses Programm wurde von der Bundesregierung und den Krankenkassen initiiert, um die Asthmabehandlung insgesamt zu verbessern und Informationen über den Verlauf der Erkrankung zu sammeln.

Seit 2019 können auch Kinder ab dem Alter von einem Jahr eingeschrieben werden. Die Kriterien für die Einschreibung sind eine gesicherte Diagnose (bei älteren Kindern z. B. eine Verbesserung der Lungenfunktion unter Asthmamedikamenten, eine bronchiale Hyperreagibilität und andere Merkmale). Bei Säuglingen und Kleinkindern sind es Hinweise aus der Vorgeschichte, die ein Asthma wahrscheinlich werden lassen, z. B. 3 Episoden obstruktiver Bronchitiden innerhalb eines Jahres in Zusammenhang mit einer allergischen Veranlagung (allergische Sensibilisierungen oder einer anderen allergischen Erkrankung wie Neurodermitis) oder Personen mit Asthma unter Verwandten ersten Grades.

Patienten die ins DMP eingeschrieben sind, haben schnellen und unkomplizierten Zugang zu Schulung und Rehamaßnahmen.

4.11   Berufswahl

Jugendlichen ist es dringend zu empfehlen, Berufswünsche unter dem Gesichtspunkt der Ursachen und der Auslöser asthmatischer Beschwerden rechtzeitig mit dem Arzt zu besprechen. Dadurch können Enttäuschungen und zeitraubende Umschulungen vermieden werden. Farben, Lacke, Kosmetika sind wichtige Asthmaauslöser. In ▶ Abschn. 5.5 sind Substanzen aufgeführt, die im Beruf an einer Auslösung des Asthma bronchiale beteiligt sind. Außerdem können auch Stäube, Abgase, Ozon und Stickstoffdioxid Asthmabeschwerden auslösen oder verstärken. Bei Patienten mit durch Infekte ausgelösten Beschwerden können ungünstige Witterungsbedingungen oder Temperaturschwankungen eine Rolle spielen.

4.12 Ausblick

Wir hoffen, dass Ihnen die Lektüre gefallen hat und es Ihnen auch weiter Spaß macht, das Buch immer wieder zu benutzen. Das Beste, was diesem Buch geschehen kann ist, dass es mit der Zeit überflüssig wird. Wir würden uns darüber mit Ihnen natürlich am meisten freuen.

Gezielte Hilfen für Eltern, Erziehende und Betreuende

Inhaltsverzeichnis

© Springer-Verlag GmbH Deutschland, ein Teil von Springer Nature 2022
K. Paul-Buck, D. Buck, *Ratgeber Asthma bronchiale bei Kindern und Jugendlichen*,
https://doi.org/10.1007/978-3-662-62446-3_5

Nachdem wir alle Fragen des Asthmas besprochen haben, folgen hier noch einige Textbausteine und Tabellen, die bei Bedarf nachgelesen oder gebraucht werden können. Sie sind als Ergänzungen in der Reihenfolge der Kapitel, denen sie zugeordnet werden, aufgeführt.

5.1 Ergänzungen zu ▶ Kap. 1: Wichtige Werte, Fragebögen und Checklisten zu den Grundlagen

5.1.1 Normalwerte für die Atemfrequenz in Abhängigkeit vom Lebensalter

Die Atemfrequenz beschreibt die Häufigkeit der Atemzüge pro Minute. Sie ist ein guter Anhaltspunkt für die Funktionsfähigkeit der Lunge oder das Ausmaß der Luftnot. Dazu sollte man sich einen ruhigen Zustand (es kommt auch der Schlaf infrage) aussuchen. Es sollten keine Perioden mit Hechelatmung oder künstlichen Atempausen (Luft anhalten) in die Messung integriert werden. Die Dauer der Beobachtung sollte mindestens bei 1 min liegen. Die Atemfrequenz ist stark altersabhängig (◘ Tab. 5.1).

Die Atemfrequenz taucht immer wieder in den einzelnen Kapiteln auf, wenn es darum geht, den Schweregrad einer Asthmaepisode zu beschreiben. Im Allgemeinen gilt: Je höher die Atemfrequenz, desto schlimmer das Asthma.

5.1.2 Asthmavoraussage in den ersten 3 Lebensjahren

Im Kleinkindalter, insbesondere in den ersten 3 Lebensjahren, ist es schwierig, von Asthma zu sprechen. Genauso schwierig ist es, Asthma zu prognostizieren, selbst wenn ein Kind die

◘ **Tab. 5.1** Atemfrequenz in Abhängigkeit vom Alter

Alter	Atemzüge pro Minute
Erwachsene	12–18
Kind	16–25
Kleinkind	20–30
Säugling	30–40
Neugeborene	40–45
Frühgeborene	50–70

typischen Krankheitszeichen hat. Der folgende Fragebogen hilft, einige Merkmale zu erkennen oder einzuordnen, die in Richtung Asthma weisen. Eine höhere Punktzahl bedeutet eine höhere Wahrscheinlichkeit.

1. Geschlecht des Kindes?

Weiblich (0)   Männlich (1)

2. Wie alt ist Ihr Kind?

1 (0)   2 (1) 3 (1)

3. Hatte Ihr Kind in den letzten 12 Monaten pfeifende oder giemende atemabhängige Geräusche im Thorax ohne Infekt oder Erkältung bzw. Grippe?

Nein (0)   Ja (1)

4. Wie viele obstruktive Anfälle (Pfeifen etc.) hatte Ihr Kind in den letzten 12 Monaten?

0–3 (0)   >3 (2)

5. Wie stark hat sich das Giemen in den letzten 12 Monaten negativ auf die täglichen Aktivitäten ausgewirkt?

Nie (0)   Ein wenig (1)   Stark (2)

6. Führen diese Anfälle von Giemen zur Kurzatmigkeit?

Nie (0)   Manchmal (2)   Immer (3)

7. Hat körperliche Anstrengung (Spielen, Rennen) oder Lachen, Weinen oder Aufregung in den letzten 12 Monaten dazu geführt, dass Ihr Kind gegiemt oder gehustet hat?

Nein (0)   Ja (1)

8. Hat Kontakt mit Staub, Gras, Haustieren oder anderen Tieren bei Ihrem Kind in den letzten 12 Monaten zu Giemen oder Husten geführt?

Nein (0)   Ja (1)

9. Hatte Ihr Kind jemals ein Ekzem?

Nein (0)   Ja (1)

10. Hatte Ihr Kind in den letzten 12 Monaten ein Ekzem?

Nein (0)   Ja (1)

9. Haben die Eltern des Kindes jemals an Asthma einer Bronchitis oder Pfeifen gelitten?

Keiner (0)   Mutter (1) Vater (1)

10. Hat die Mutter oder der Vater in den letzten 12 Monaten an Asthma gelitten?

Keiner (0)   Mutter (1)
Vater (1)

◨ Tab. 5.2	Kreuzallergien
Bei Allergien auf	**Vorsicht bei Genuss von**
Pollen von früh blühenden Bäumen: Birke, Hasel, Erle	Äpfeln, Birnen, Kirschen, Pflaumen, Erdbeeren, Brombeeren, Himbeeren, Aprikosen, Kiwis, Litschis, Nüssen und Mandeln, Sellerie, vielen Gewürzen; Soyabohnen und ihren Produkten
Gräser- und Getreidepollen	Erdnüssen, Getreideprodukten, Bohnen, Erbsen, Linsen, Soja, Tomaten
Kräuterpollen: besonders Beifuß	Sellerie, Mohrrüben, Paprika, Kartoffeln, Gurken, Artischocken, Melonen, Anis, Curry, Zimt, Knoblauch, Pfeffer, Muskat und vielen weiteren Gewürzen
Latex: Gummihandschuhe, Wäschegummis, Luftballons, Kondome	Avocados, Bananen, Feigen, Kiwis, Papayas
Hausstaubmilben	Muscheln, Shrimps, Garnelen, Hummer, Krabben, Flusskrebsen

Auswertung: Je höher die Punktzahl, desto größer die Wahrscheinlichkeit, Asthma zu entwickeln.

5.1.3 Kreuzallergien

Wenn man allergisch gegen Pollen ist und gleichzeitig eine Allergie gegen Nahrungsmittel oder Dinge der täglichen Umgebung hat, nennt man dies Kreuzallergie. Da Kreuzallergien manchmal auch dann auftreten, wenn die Substanzen vordergründig gar nichts miteinander zu tun haben, werden hier in ◨ Tab. 5.2 verschiedene Anregungen gegeben.

5.1.4 Bestandteile des Zigarettenrauchs – Auszug von Zusatzstoffen einer Zigarette

Hersteller von Zigaretten werben oft damit, dass dieser oder jener Bestandteile in ihrem Produkt reduziert sei oder niedriger als bei einem Konkurrenten. Dabei wird nicht erwähnt, dass im Zigarettenrauch nicht nur ein einziges Produkt schädlich ist, sondern eine Vielzahl. Eine Reihe davon ist hier aufgeführt (◨ Tab. 5.3). Es ist unter diesem Gesichtspunkt mehr als erstaunlich, dass es überhaupt noch Leute gibt, die rauchen. Eine Erklärung liefert die suchterzeugende Wirkung von Nikotin.

5

Schadstoff	µg pro Zigarette	Was ist er, was tut er?
Teerkondensate	1000–25.000	Setzen sich in der Lunge als Belag ab
Kohlenmonoxid	1500–3000	Gas, kann beim Menschen Vergiftungen auslösen
Acetaldehyd	1000	Säure, Ausgangsprodukt zur Herstellung von Essigsäure
Isopren	500	Ausgangsstoff für Gewinnung von synthetischem Kautschuk
Blausäure	200	Sehr giftige Säure
Stickoxid (NO)	100–300	Farbloses, giftiges, nichtbrennbares Gas
Phenol	60–140	Starkes Zellgift, Einatmen der Dämpfe kann Atemlähmung und Nierenschädigung hervorrufen, krebserzeugend
Formaldehyd	70–100	Stechend riechendes Gas, krebserzeugend
Benzol	12–48	Flüssigkeit, giftig, krebserzeugend

◘ Tab. 5.3   Schadstoffe im Tabakrauch

5.2   Ergänzungen zu ▶ Kap. 2: Fragebogen und Checklisten zu den Untersuchungen

5.2.1   Fragen zur Schweregradeinschätzung

Die Antworten auf die folgenden Fragen erlauben es Ihrem Kinderarzt oder Kinderpneumologen, innerhalb relativ kurzer Zeit einen Überblick über die Art und den Schweregrad der Atemwegserkrankung (Asthma bronchiale, obstruktive Bronchitis, bronchiale Hyperreagibilität) zu gestatten. Der Zeitaufwand dafür ist minimal.

1. Hat Ihr Kind an Pfeifen oder Giemen in den Brust in den letzten 12 Monaten gelitten?

　　　　　　　　Nein　　　　　　　　　Ja

2. Hustet Ihr Kind gewöhnlich auch unabhängig von Erkältungen, Infekten oder Grippe?

　　　　　　　　Nein　　　　　　　　　Ja

3. Hatte Ihr Kind in den letzten 12 Monaten einen trockenen Husten nachts unabhängig von einem Infekt der Atemwege oder einer Erkältung?

　　　　　　　　Nein　　　　　　　　　Ja

4. Wie oft haben Sie den Kinderarzt wegen Hustens oder Pfeifens in den letzten 12 Monaten aufgesucht?

　　　　Niemals　　　Einmal　　　2-bis 3-mal　　　4-bis 6-mal　　　7-mal oder mehr

5. Hat das Pfeifen oder Asthma in den letzten 12 Monaten dazu geführt, dass Ihr Kind ins Krankenhaus überwiesen wurde oder in eine Notambulanz ging?

　　　　　　　　Nein　　　　　　　　　Ja

6. Hat Ihr Kind eines von diesen Medikamenten während der letzten 12 Monate genommen?

　　　　　　Salbutamol — Rectodelt — Kortison

5.2.2 Kriterien zur Einschreibung in das DMP Asthma bronchiale für Kinder im Alter von 1–5 Jahren

Für Klein- und Vorschulkinder, bei denen eine valide Lungenfunktion noch nicht durchführbar ist, müssen für eine Einschreibung in das Disease-Management-Programm (DMP) Asthma bronchiale folgende Kriterien der Diagnosestellung vorliegen:

1. Mindestens 3 asthmatypische Episoden im letzten Jahr
2. Ansprechen der Symptome auf einen Therapieversuch mit antiasthmatischen Medikamenten
   und mindestens 1 der folgenden Zusatzkriterien
— Giemen/Pfeifen unabhängig von Infekten, insbesondere bei körperlicher Anstrengung
— Stationärer Aufenthalt wegen obstruktiver Atemwegssymptome

- Atopische Erkrankung des Kindes
- Nachweis einer Sensibilisierung
- Asthma bronchiale bei Eltern oder Geschwistern

5.3 Ergänzungen zu ▶ Kap. 3: Dosierungsempfehlungen

■■ Hilfe zur Dosierungsempfehlung inhalativer Kortikosteroide für Kinder und Jugendliche/Relative Stärke der Kortikosteroide

Die einzelnen Arten von Kortikosteroiden haben eine unterschiedliche Wirkstärke. Sie setzt sich aus verschiedenen pharmakologischen Eigenschaften zusammen. Man kann die Dosisangaben nur vergleichen, wenn man die relative Wirkstärke kennt. Für die tatsächliche Wirkung und Nebenwirkung sind die Art des Applikationssystems und der gelernte Umgang damit ebenfalls wichtig. Es spielt eine Rolle, wie viel Prozent des Wirkstoffes aus dem Inhalationssystem hinaus gelangen, wie viel in die Lunge, und wie sich der Inhalt über das Bronchialsystem verteilt. Konkret bedeutet das, welcher Teil des Bronchialsystems erreicht wird (das zentrale Bronchialsystem, die Peripherie). Die Wirkstärke und der Anteil, der die Lungen erreicht, bestimmen die Wirkung und die Nebenwirkungen von Kortison. Die Entscheidung, welcher Therapiekorridor für den individuellen Patienten geeignet ist, kann nur der Arzt treffen.

Die ◘ Tab. 5.4 ist in Anlehnung an die NVL erstellt. Bei BDP und Budesonid bestehen aus Sicht der Autoren der NVL Sicherheitsbedenken im Hinblick auf die Plasmaspiegel. Daher gleichen sich die Dosisangaben in den niedrigen und mittleren Dosisbereich zwischen Kindern und Jugendlichen. Im hohen Dosisbereich werden die genannten Wirkstoffe von der Leitliniengruppe eher nicht empfohlen (deshalb dort auch keine Dosierangaben).

5.4 Ergänzungen zu ▶ Kap. 4: Beispiele für Therapiepläne und Informationsmaterial für Schule und Beruf

5.4.1 Beispiel-Therapieplan

Jeder Patient hat einen schriftlichen Therapieplan. Manchmal ist dieser in den Arztbrief integriert. Manchmal ist es günstig, ihn separat ausgedruckt zu bekommen. Dann kann man diesen Therapieplan an Betreuer einfacher weitergeben. Das Beispiel zieht

Tab. 5.4 Dosierungsempfehlungen inhalativer Kortikosteroide (ICS). (In Anlehnung an die Nationale Versorgungsleitline (NVL))

Wirkstoff	Dosis pro Tag in Mikrogramm					
	Niedrige Dosis		Mittlere Dosis		Hohe Dosis	
	Kinder <12 Jahre	Jugendliche 12–18 Jahre	Kinder <12 Jahre	Jugendliche 12–18 Jahre	Kinder <12 Jahre	Jugendliche 12–18 Jahre
Beclomethasondipropionat (BDP) – Pulver zur Inhalation	≤200	≤200[1]	>200–	>200–400[1]	–[1]	–[1]
Beclomethasondipropionat (BDP) –DA (Dosieraerosol)	≤100	≤100[1]	>100–200	>100–200[1]	–[1]	–[1]
Budesonid	≤200	≤200[1]	>200–400	>200–400[1]	–[1]	–[1]
Ciclesonid	–	80	–	160	–	–
Fluticasonfuorat	–	–	–	100	–	>160
Fluticasonpropionat	≤100	≤100	>100–200	>100–250	>200	>250
Mometasonfuroat	–	200	–	400	–	>400

verschiedene Zustände des Asthmas flexibel mit ein und gibt konkrete Handlungsempfehlungen. Auf der rechten Seite ist Raum für die individuellen Einträge des Arztes. Es ist auch ein Notfallplan integriert. Es ist selbstverständlich, dass dieser Plan in der Regel bei jedem Arztbesuch aktualisiert werden muss.

Datum:

Therapieplan für:	
1) Dauerbehandlung: (Jeden Tag vorbeugend bei PEF >80%)	
2) Intensivierte Behandlung bei verstärkten Beschwerden (PEF 50–80%): – Akute Beschwerden:z.B. kurzfristig Reizhusten, pfeifendes Atemgeräusch, leichte Luftnot – Chronische Beschwerden: z.B. produktiver Husten, nächtliche Atembeschwerden, Verschleimung: – Bindehautreizungen, Fließ- oder Stockschnupfen:	
3) Notfalltherapie bei Atemnot (PEF <50%): 1. Inhalation: 2. Bei ausbleibender Besserung Inhalation nach 10 Minuten wiederholen 3. Bei weiterhin ausbleibender Besserung: und umgehend in ärztliche Behandlung begeben 4. Zusätzliche Maßnahmen: Ruhe bewahren, Lippenbremse, Kutschersitz 5. Telefonnummer im Notfall:	
4) Sonstige Maßnahmen: ☐ Peak-Flow- bzw. ☐ Beschwerdeprotokoll ☐ Kontakt vermeiden zu:	☐ Kontrolluntersuchung hier: ☐ Hausstaubmilbensanierung (s. Merkblatt) ☐ Diät: ☐ Beim Hausarzt: nach Vereinbarung

☐ Sonstiges:

Unterschrift der/des Ärztin/Arztes

5.4 · Ergänzungen zu Kap. 4: Beispiele für Therapiepläne und Informationsmaterial...

135

5

5.4.2 Beispiel Notfallplan

Hier handelt es sich um den Notfallplan, der bei der Asthmaschulung für Kinder und Jugendliche mit den Kindern eingeübt wird.

Peak-Flow-Wert

Unter _____ l/min **Asthma-Notfall**

1. 2–4 Hübe Ihres Bedarfsmedikamentes möglichst mit Inhalierhilfe

   _____ inhalieren

2. Keine Besserung nach ca. 10 min:
   Nochmals 2–4 Hübe Ihres Bedarfsmedikamentes

   _____ inhalieren

   25–50 mg Prednisolon (Kortison-Tabletten)

   _____ einnehmen

3. Keine Besserung: Notarzt

   Tel.:_____ anrufen

Quelle: u.a. Deutsche Atemwegsliga e. V.

5.4.3 Ausführliches Programm für die Sanierung bei Hausstaubmilbenallergie

Die wichtigste Strategie gegen Hausstaubmilben ist die Verwendung von milbenallergenundurchlässigen Matratzenzwischenbezügen. Wer noch mehr tun möchte, findet nützliche Vorschläge in dem folgenden Programm.

— Einrichtung: Ideal wäre es, wenn es nicht erforderlich wäre, selbst Staub zu saugen, sondern die Möbel etc. sollten feucht abwischbar sein. So wenig Staubfänger wie möglich im Kinderzimmer. Aufbewahrung der Kleidungsstücke und Bücher in abschließbaren und staubfreien Schränken. Keinen Teppichboden. Stattdessen eignet sich jeder andere ritzenfrei zugeglättete, abwaschbare Belag. Vorhänge, falls notwendig, aus Baumwolle. Übrige Einrichtungsgegenstände (auch Bilder, Bettgestelle usw.) darauf untersuchen, ob sie abwaschbar sind.

— Betten: Die Kissen und Decken sollten bei 60° C waschbar sein. Benutzung von kunststoffbeschichteten Zwischenüberzügen für Matratzen, evtl. auch Decken und Kissen. Kein Essen im Bett, keine staubigen Bücher. Das Gleiche gilt für Betten der Geschwister im gleichen Schlafraum.

5

— Klima: Vermeidung hoher Luftfeuchtigkeit (50 %, Kontrolle mit einem Messgerät möglich). Trockenheizen von feuchten Zimmern, möglicherweise Beratung durch einen Fachmann. An trockenen und warmen Tagen Fenster öffnen (außer bei zusätzlichen Pollenallergien). Lüften des Bettzeugs und der Matratze möglichst an der Sonne.
— Maschinenwaschbare Kuscheltiere: Gegebenenfalls ab und zu ein paar Stunden in die Gefriertruhe legen.
— Da Hausstaubmilben sich hauptsächlich von Hautschuppen ernähren, ist tägliches Duschen empfehlenswert.
— Reinigung: Wöchentlich feucht Staub wischen, am besten unter Einbeziehung des Bodens, der Staubfänger und der Matratzenschoner. Staubsaugen in der Wohnung nur, wenn das Kind einige Stunden abwesend ist. Wöchentliches Waschen der Baumwollbettbezüge, Vorhänge, Bettvorleger. Großputz vor Beginn der Heizperiode.

5.4.4 Beispiel-Information der Lehrer/Betreuer bei Belastungsasthma

Als Information für alle, die Ihr Kind im Rahmen sportlicher Aktivitäten betreuen, hat sich das folgende Schreiben bewährt.

ÄRZTLICHES ATTEST

Information für Betreuer von sportlichen Aktivitäten

Name: NN, geb: xx.xx.xxxx

Sehr geehrte Damen und Herren,
NN leidet an einem Asthma bronchiale, wobei Beschwerden durch Infekte (v.a. Erkältungskrankheiten), Allergene (Pollen, Hausstaubmilben und Katzen) und körperliche Belastung ausgelöst und unterhalten werden können.
Die Teilnahme am Sport-/Schwimmunterricht ist normalerweise in vollem Umfang möglich und wird aus ärztlicher Sicht ausdrücklich befürwortet. Vor bestimmten Ausdauerbelastungen wie Langstreckenläufen kann eine Prämedikation mit einem kurzwirksamen bronchial-erweiternden Spray (Salbutamol) erforderlich sein: Wegen der Gefahr des Auftretens eines schweren Asthmaanfalls ist ergänzend zu den allgemeinen Abbruchkriterien die persönliche Einschätzung der Patientin/en zu berücksichtigen: NN soll an Ausdauerläufen generell nur innerhalb der selbstgesteckten Leistungsgrenzen teilnehmen. Gegebenenfalls ist auf die Benotung von Ausdauerleistungen zu verzichten.

Der/Die Patient/in hat an einer Asthmaschulung teilgenommen und kann sich in Notfällen selbst helfen.

Da die Eltern das Krankheitsbild kennen, sind kurzfristige Befreiungen vom Sportunterricht z.B. bei Infekten durch die Eltern möglich.

Mit freundlichen Grüßen

Dr.NN

5.4.5 Asthma-Information für Lehrer und Betreuer

Für den Fall, dass ihr Kind sich für längere Zeit in fremde Obhut begeben muss, sind umfassendere Informationen nötig. Ein Beispiel dafür ist der folgende Text.

Brief an Lehrer, Erzieher und Betreuer

Asthma-Information

Name: ....

hat eine Asthma bronchiale. Das Kind ist bemüht und gewohnt, selbständig mit seiner Krankheit umzugehen. Die folgenden Richtlinien sollen Ihnen dabei helfen, das Kind möglichst uneingeschränkt an gemeinsamen Aktivitäten teilnehmen zu lassen.
Sport innerhalb der selbstgesteckten Leistungsgrenzen ist wesentlich. Das Kind sollte nach eigenem Ermessen aufhören und ggf. erforderliche Inhalationsmedikamente einnehmen dürfen. Dazu gehört auch die Anwendung 30 Minuten vor dem Sport („Prämedikation").
Die Medikamenteneinnahme ist wichtig bei der Asthmabehandlung. Das Kind inhaliert folgende Medikamente regelmäßig

vorbeugend: a) ....täglich

b) ....

Falls Probleme wie Husten, pfeifende Atemgeräusche oder Engegefühl in der Brust auftreten, werden folgende Medikamente inhaliert:

....

In Notfällen werden folgende Tabletten eingenommen:

....

Bei Patienten mit Allergien ist immer daran zu denken, dass möglicherweise Allergene die Beschwerden hervorrufen können. Dies kann sich in einem akutem Anfall oder in kontinuierlichen, verzögert einsetzenden Beschwerden äußern.

Das Kind ist allergisch gegen:

....

Ihre Mithilfe bei der Behandlung wird helfen, Asthma probleme zu verhindern. Bitte gestatten Sie daher dem Kind, Asthma-medikamente bei sich zu haben und nach Bedarf oder Verordnung einzunehmen.
Falls Asthma symptome während des Unterrichts oder Sports auftreten, kann die Situation am besten durch Ruhe sowie Inhalationen beherrscht werden. Das Kind kennt die frühen Alarmsymptome, die ihm signalisieren innezuhalten, auszuruhen sowie die erforderlichen Medikamente zu inhalieren. Einige Kinder haben ein Peak-flow-Messgerät bei sich und wissen, welche Werte eine Verschlechterung anzeigen.
Nutzen Sie folgende Information, um richtige Entscheidungen treffen zu können: Höhere Werte weisen darauf hin, dass die Atemwege weit genug sind und sich die Beschwerden rasch bessern werden. Niedrige Werte bedeuten, dass die Atemwege deutlich verengt sind und sich das Asthma verschlimmert.
Wenn sich die Beschwerdesymptomatik verstärkt und innerhalb von 30 Minuten nach wiederholter Inhalation keine Besserung eintritt, sollte die Familie des Kindes und/oder der Arzt bzw. das nächste Krankenhaus benachrichtigt werden.
Falls Sie weitere Fragen haben, wenden Sie sich bitte an den betreuenden Arzt:

Name: ....

Telefon: ....

◘ Tab. 5.5 Anaphylaxiegrade (nach Ring und Messmer)

Grad	Haut und subjektive Allgemeinsymptome	Magen/Darm	Atemwege	Herz-Kreislauf-System
I	Juckreiz, Rötung, Nasensekret, Schwellung (Schleimhäute)	–	–	–
II	Juckreiz, Rötung, Nasensekret, Schwellung (Schleimhäute)	Krämpfe, Erbrechen, Übelkeit	Heiserkeit, Naselaufen, erschwerte Atmung	Schneller Herzschlag, (Anstieg >20/min), Blutdruckabfall (Abfall >20 mmHg systolisch), Rhythmusstörung
III	Juckreiz, Rötung, Nasensekret, Schwellung (Schleimhäute)	Erbrechen, Stuhlabgang	Asthmaanfall, blaue Lippen, Kehlkopf zugeschwollen	Schock
IV	Juckreiz, Rötung, Nasensekret, Schwellung (Schleimhäute)	Erbrechen, Stuhlabgang	Atemstillstand, s. oben	Kreislaufstillstand

5.4.6 Gradeinteilung (Stadien) des allergischen Schocks (Anaphylaxie)

Bei einer allergischen Reaktion fragen sich die Eltern oft, welchem Schweregrad dies entspricht. Die Einteilung wird durch die Verwendung des folgenden Schemas einfacher (◘ Tab. 5.5).

5.4.7 Behandlungsplan für allergologische Notfälle für Eltern/Erzieher/Betreuer

Hier ist die Schweregradeinteilung in eine Handlungsanweisung umgesetzt. Nicht jedes Auftreten einer milden allergischen Reaktion bedarf einer Adrenalinspritze. Die Information entspricht im Wesentlichen den Handlungsanweisungen auf den Allergiepässen.

Name: NN
Diagnosen: z.B. Hühnereiweißallergie

- **Einzelne Quaddeln:**
  → Kühlen und weiter **beobachten**
- **Nesselausschlag/Zunahme Quaddeln/leichte**
  Gesichtsschwellung/_____
  → _____ Cetirizin
- **Deutliche Gesichtsschwellung/Quaddeln am ganzen Körper/Hautrötung am ganzen**
  Körper/Bauchschmerzen/Erbrechen_____
  → _____ Cetirizin
  → 1 Rectodelt zäpfchen à 100 mg (oder ____Decortin-Tabletten à 50 mg)
  → **Adrenalin-Autoinjektor bereithalten**
  → Notarzt verständigen
- **Schwindel/Benommenheit/Bewusstlosigkeit/extreme Blässe/starke**
  Atemnot/Bauchkrämpfe/_____:
  → **Adrenalin-Autoinjektor (_____) in den seitlichen Oberschenkel verabreichen**
  → **Notarzt sofort benachrichtigen (Tel.:112)**
  → Patienten hinlegen/setzen/Beine hoch lagern –je nachdemwas, für ihn besser akzeptabel
ist
  → Bei Atemnot Salbutamol-Spray: 2–4 Hübe
  → Zusätzlich Cetirizin und Kortison (Rectodelt oder Decortin siehe oben) geben

Datum, Unterschrift Eltern   Datum, Unterschrift Arzt

_____
_____
_____
_____
_____

Wichtige Telefonnummern:

5.4.8 Beispiel Notfallbehandlungsplan bei allergischem (anaphylaktischem) Schock

Diese Handlungsanweisung gilt ausschließlich für den allergischen Schock, also die schwerste allergische Reaktion. Insbesondere die Handhabung des Adrenalin-Autoinjektors muss geübt sein (in der Regel mit einem Trainer).

Behandlung des allergischen Schocks

1. Jucken z. B. an Handflächen, Fußsohlen, im Hals und Genitalbereich/Schwellung von Lippen oder Gesicht/Hautrötung/Quaddeln, Nesselausschlag/unbestimmtes Angstgefühl

   Notarzt verständigen: Tel. 112
   →_____ Cetirizin; Loratadin, Desloratadin
   _____Prednisolon
   Adrenalin-Autoinjektor bereithalten

2. Übelkeit, Erbrechen/Husten/plötzliche Heiserkeit/pfeifende Atmung gleichzeitiges Auftreten von 2 oder mehr Symptomen an verschiedenen Organen (z.B. Quaddeln und Luftnot, Quaddeln und Bauchkrämpfe)/Atemnot/Bewusstlosigkeit/Reaktionen nach Verzehr von Erdnüssen und Wespenstich/Schwindel/Benommenheit/Bewusstlosigkeit/extreme Blässe; /starke Atemnot/Bauchkrämpfe

   Adrenalin-Autoinjektor (_____) in den seitlichen Oberschenkel verabreichen
   10 Sekunden gedrückt halten
   → _____ *Cetirizin; Loratadin, Desloratadin _____Prednisolon*
   _____Salbutamol auf jeden Fall zusätzlich, falls noch nicht gegeben

5.5 Berufe mit Allergiepotenzial und ihre häufigsten Allergieauslöser

Für die Berufswahl ausschlaggebend sind Motivation und Befähigung. Bei Atopikern bzw. Menschen mit Allergien sollte bekannt sein, welche Allergierisiken bestimmte Berufe mit sich bringen (◼ Tab. 5.6).

5.6 Informationsquellen

5.6.1 Offizielle Quellen

- GPA (Gesellschaft für Pädiatrische Allergologie) – Patienteninformationsblätter zu fast allen Themen – insgesamt lesenswert, obwohl Manches nicht topaktuell
- GPP (Gesellschaft für Pädiatrische Pneumologie) – Kontakte zu Ärzten, wissenschaftliche Neuigkeiten
- NVL (Nationale Versorgungsleitlinie) mit Extra-Patiententeil
- GINA (Global Initiative for Asthma) Internationale Leitlinie – spannend ist der Vergleich zur nationalen Leitlinie mit Extra-Patiententeil (englisch)
- AGNES (Arbeitsgemeinschaft Neurodermitis- und Anaphylaxieschulung)

◘ **Tab. 5.6** Berufe mit Allergierisiko (Quelle: Deutsche Atemwegs-liga e. V.)	
Bäcker	Mehlstaub, Hefe, Farbstoffe, Konservierungsmittel, Backmlttel, Enzyme (α-Amylase)
Bauarbei-ter/Maler	Betonhärtemittelt, verschiedene Metalle, Chrom-, Kobalt- und Nickelsalze im Zement, Farben, Kleber, Lacke, Lösemittel, Isocyanate, Epoxidharze
Druck-industrie	Terpentin, Farben, Gummi, Lösemittel
Fotoindus-trie	Farbstoffe, Fixiersalze, Entwickler
Friseure	Haarfarben, Bleich- und Blondiermittel, Festiger, Kaltwellenmittel, Duftstoffe, Gummi, Gummihilfsstoffe, Kosmetika, Nickel
Metall-arbeiter	Öle, Ölzusätze, Schmierstoffe, Bohröle, Lötwasser, Benzinzusätze, Kühlmittel, Rostschutzmittel
Pflegebe-rufe	Reinigungs- und Desinfektionsmittel, Lokalanästhetika, Antibiotika, Gummihilfsstoffe, Latex
Holzver-arbeitung	Holzstäube, Kleber; Lacke, Lösemittel, Terpene

5.6.2 Weitere interessante Informationen

- Zu Atemtechniken: ▶ http://www.patientenliga-atemwegs-erkrankungen.de
- Zu Inhalationen: ▶ http://www.atemwegsliga.de/richtigin-halieren
- NVL-Patiententeil, GPA-Patienteninformationen mit Schwerpunkt Allergien
- Zu finanziellen Hilfen: ▶ http://www.lungeninformations-dienst.de/therapie/leben-mit-krankheit/finanzielle-unter-stuetzung/index.html
- Zu wissenschaftlichen Neuigkeiten: Helmholtz Zentrum München – Deutsches Forschungszentrum für Gesundheit und Umwelt (GmbH): info@lungeninformationsdienst.de ▶ http://www.lungeninformationsdienst.de

▪▪ **Zur Schulung**
- ▶ http://www.kompetenznetz-patientenschulung.de
- ▶ http://www.asthmaschulung.de
- ▶ http://www.anaphylaxieschulung.de; asthmaschulung.de/asthmatrainer-infos/qualitaetssicherung
- Inhalation-Videos, Kantonsspital Winterthur: ▶ http://www.ksw.ch/klinik/fachabteilungen/kinder-undjugendmedizin/angebot/inhalation-videos;

- Lernvideoclips Lungenliga Schweiz: ▶ http://www.lungenliga.ch/index.php?id=3848
- Zum Asthmakontrolltest (ACT) Kinder >12 Jahre und Jugendliche: ▶ https://www.atemwegsliga.de
- Zum Asthmakontrolltest (ACT) Kinder älter 12 Jahre: ▶ https://www.asthmacontroltest.com

5.6.3 Selbsthilfeorganisationen

- Allergiker-Selbsthilfe e. V.

  E-Mail: allergiker-selbsthilfe@t-online.de
- Arbeitsgemeinschaft Allergiekrankes Kind

  E-Mail: koordination@aak.de
  ▶ http://www.aak.de
- Deutscher Allergie- und Asthmabund e. V.

  Mail: info@daab.de
  ▶ http://www.daab.de
- Deutsche Atemwegsliga e. V.

  E-Mail: kontakt@atemwegsliga.de
  ▶ http://www.atemwegsliga.de
- Deutsche Patientenliga Atemwegserkrankungen – DPLA e. V.

  E-Mail: info@pat-liga.de
  ▶ http://www.pat-liga.de

5.6.4 Informationen zu Pollen

- Stiftung Deutscher Polleninformationsdienst

  E-Mail: pollenstiftung@charite.de
  ▶ http://www.pollenstiftung.de
  Pollen-App: Mehrere Anbieter. Wichtig: Information muss die lokalen Gegebenheiten widerspiegeln, Informationen auch als Newsletter per Mail zu abonnieren

5.6.5 Informationen zum Infektionsgeschehen

— Robert-Koch-Institut: ▶ http://www.rki.de

5.6.6 Informationen zur Anaphylaxie inklusive Notfallplan

— DGAKI (dgaki.de), AEDA (aeda.de); Anaphylaxie-Notfallplan

Asthmalexikon

6

Adrenalin: Körpereigenes im Nebennierenmark hergestelltes Hormon und Überträgerstoff im sympathischen Nervensystem. Wirkung: Beschleunigung der Herztätigkeit, Anstieg des Blutdrucks, Verengung der Gefäße, Erweiterung der Bronchien und Beeinflussung von Stoffwechselvorgängen. Es wird zur Behandlung von Schockzuständen eingesetzt. Adrenalin ist Grundsubstanz der sog. Adrenergika (SABA, LABA, Sympathomimetika)

ACT: Asthmakontrolltest

Adrenergika: Medikamentengruppe, die wegen ihrer erweiternden Wirkung auf die Bronchien eine große Bedeutung für die Behandlung des Asthma bronchiale besitzt. Sie werden auch Sympathomimetika bzw. Betamimetika genannt. Adrenergika gibt es als langwirksames (LABA) in der Dauertherapie sowie auch als schnell wirkendes Spray oder Pulver (SABA) als Bedarfs- oder Notfallspray. Darüber hinaus gibt es Adrenergika als Tabletten, auch als sog. Retardtabletten

Aerosol: Feiner Nebel mit kleinsten schwebenden Teilchen. Das Teilchen-Nebel-Gemisch wird bei medizinisch verwendeten Aerosolen durch „Treibgase" erzeugt. Aerosole können für die Verabreichung von inhalierbaren Medikamenten verwendet werden

Aerosoltherapie: Eine lokale Therapieform, bei der die in einem Sprühnebel feinst verteilten Arzneistoffe (Aerosol) beim Einatmen direkt in die Bronchien gelangen und so den Wirkort schnell und zielgenau erreichen. Der Vorteil dieser Therapie ist eine schnelle und lokale Wirkung am Zielorgan, wobei die Dosis entsprechend niedrig gehalten werden kann

Akut: Neu aufgetreten

Akute Bronchitis: Die akute Bronchitis wird auch als „Erkältung" oder „Infekt" bezeichnet. Tritt sie gehäuft auf, so kann das bereits der Einstieg in eine chronische Bronchitis sein und sollte Anlass sein, einen Facharzt aufzusuchen

Allergen: Stoff, der zu einer Überempfindlichkeit führt bzw. Substanz, die eine allergische Reaktion auslöst (in der Regel führt sie in diesem Falle zur Bildung von IgE-Antikörpern)

Allergenspezifische Immuntherapie Siehe Hyposensibilisierung

Allergie: Überempfindlichkeit, überschießende Immunantwort

Allergisch: 1. Durch eine Überempfindlichkeit bedingt, 2. überempfindlich

Alpha-1-Antitrypsinmangel: Der Mangel eines bestimmten Eiweißstoffes – des Alpha-1-Antitrypsins – ist bei einer relativ kleinen Gruppe von Patienten mit Emphysem (1 %) für diese Erkrankung verantwortlich. Die Erkrankung ist erblich. Sie führt zum Abbau von Lungengewebe, da Schutzfaktoren gegen die bei Infekten und Zigarettenrauchern vermehrt freigesetzten Enzyme (Elastasen) fehlen: Elastasen zerstören dann ungehindert Eiweiße und elastische Fasern der Lunge.

Alveolen: Alveolen (Lungenbläschen) sitzen am Ende der feinsten Verzweigungen der Bronchien, der sog. Bronchiolen, und sind das Ende des fein verästelten Bronchialbaums. Alveolen sehen aus wie winzige Beeren einer Weintraube bzw. wie kleine elastische Schaumbläschen. In den Alveolen findet der Gasaustausch zwischen der Außenwelt (vertreten durch die Lunge) und dem Körper (vertreten durch sehr feine Äderchen, die die Alveolen umschließen) statt. Den eingeatmeten Sauerstoff nehmen diese kleinen Blutgefäße (Kapillaren) auf und bringen ihn über das System der Adern zu allen Zellen des menschlichen Körpers. Das Kohlendioxid, das im Körper im Rahmen der Stoffwechselvorgänge entsteht, geben die Kapillaren an die Alveolen ab, damit es ausgeatmet werden kann

Ambulant: Betreuung des Patienten ohne Krankenhausaufenthalt

Ambulante Rehabilitation: Rehabilitationsmaßnahmen, die wohnortnah/vor Ort angeboten werden. Siehe Rehabilitationsmaßnahmen; Lungensport

Ampelsystem: Ein individuelles Kontrollsystem zur Beurteilung des Krankheitsverlaufs und zur kontinuierlichen Überprüfung der medikamentösen Einstellung mit Hilfe eines Peak-Flow-Meters. Der Patient ermittelt eigenständig und protokolliert regelmäßig seinen Peak-Flow-Wert. Liegt der gemessene Wert bei 80–100 % des vorab mit dem behandelnden Arzt festgelegten Bestwertes, ist alles in Ordnung, die Ampel zeigt grün. Ein Wert zwischen 50–80 % des Bestwertes bedeutet, dass die Ampel auf gelb steht und eine vorher vereinbarte Anpassung, z. B. in Form einer Erhöhung der Medikamentendosis, erforderlich wird. Liegt der gemessene Wert unter 50 % des Bestwertes, kann es zu einer Notfallsituation kommen, die Ampel zeigt rot. Es besteht akuter Handlungsbedarf gemäß eines vorher festgelegten Notfallplanes

Anamnese: Krankenvorgeschichte

Anaphylaktische Reaktion: Rasches Einsetzen einer bedrohlichen allergischen Reaktion. Sie kann zum Kollaps und zu einem Schock führen (anaphylaktischer Schock). Bei fehlender ärztlicher Hilfe besteht die Gefahr, dass der Patient im anaphylaktischen Schock stirbt

Anaphylaxie: Schwere allergische Reaktion

Anatomisch: Bezogen auf den natürlichen Körperbau, natürlich anlagebedingt

Anstrengungsasthma: Asthmabeschwerden vor oder nach körperlicher Anstrengung, meist Ausdauerbelastung

Antibiotika: Spezielle Medikamentengruppe, die bei durch Bakterien hervorgerufenen Krankheiten eingesetzt wird. Die krankheitsverursachenden Bakterien werden bei dieser Behandlung entweder abgetötet oder an der Vermehrung gehindert. Antibiotika sind bei einer Virusinfektion z. B. im Rahmen einer Erkältung wirkungslos, können aber beispielsweise zur Bekämpfung einer dazukommenden bakteriellen Infek-

6

tion – sog. „Superinfektion" – eingesetzt werden und verhindern so eine weitere Verschlechterung. Insbesondere bei Atemwegs- und Lungenkrankheiten kommt den Antibiotika daher eine besondere Rolle zu

Anticholinergika: Substanzen, die atemwegserweiternd wirken, die Verkrampfung der Bronchialmuskulatur lösen und die übermäßige Schleimproduktion mindern (LAMA, SAMA). Anticholinergika werden bei der Asthma- und häufiger bei der COPD-Therapie eingesetzt

Antigen: Substanz, die zu einer Antwort des Immunsystems führt

Antikörper: Stoffe, die vom körpereigenen Immunsystem zur Erkennung und Bindung von Fremdstoffen gebildet werden. Beispiele: IgA, IgG, IgM

Apnoe: Atemaussetzer

Arteriolen: Extrem kleine Blutgefäße (Arterien)

Asthmaanfall: Im strengen Sinne länger als 6 Stunden dauernde Atemnot bei Asthma

Asthma bronchiale: Das Wort „Asthma" ist aus dem Griechischen abgeleitet und bedeutet in etwa „Keuchen" oder „schweres Atmen". Asthma bronchiale ist gekennzeichnet durch eine dauerhafte, also chronische Entzündung der Bronchialschleimhaut. Aufgrund von Überempfindlichkeitsreaktionen (Hyperreagibilität) des entzündeten Bronchialsystems gegenüber äußeren Reizen kommt es zu einer Verengung der Bronchien und in der Folge zu Atemnot, Husten und pfeifenden Atemgeräuschen. Grundsätzlich unterscheidet man allergische (gemischtförmige) und nichtallergische (intrinsische) Formen des Asthmas. Zur medikamentösen Therapie stehen vor allem entzündungshemmende und gegebenenfalls bronchienerweiternde Arzneimittel aus Inhalationssystemen oder in oraler Form zur Verfügung. Beim allergischen (gemischtförmigen) Asthma sollten darüber hinaus die entsprechenden auslösenden Reize wie Pollen, Tierhaare, Hausstaubmilben und andere Allergene gemieden werden. Auch andere äußere Reize wie Zigarettenrauch, Smog, Küchendämpfe, Lösungsmittel, Kälte und Anstrengungen sowie Stress gilt können zu Asthmaanfällen führen (Auslösereize)

Asthmakontrolltest: ACT, Fragebogen zur Selbsteinschätzung, wie gut das Asthma kontrolliert ist.

Asymptomatisch: Ohne Krankheitszeichen

Atembewegungen: Die physiologische (natürliche) Atembewegung setzt sich aus einer Kombination von Bauch- und Brustatembewegungen zusammen

Atemerleichternde Körperhaltungen: Es gibt ganz bestimmte Körperhaltungen oder Körperstellungen, die das Atmen erleichtern. Die bekanntesten sind „Kutschersitz" und „Torwartstellung" oder das Abstützen im Stehen (mit einer Hand oder dem Ellenbogen an einer Wand oder einem Baum etc. oder die Seitenlage in der Horizontalen. Siehe auch Atemtechniken und Lippenbremse

Atemfrequenz: Anzahl der Atemzüge pro Zeiteinheit, meist Minute. Ein Atemzug umfasst eine Ein- und eine Ausatmung. Die Atemfrequenz ist altersabhängig: Frühgeborene 50–70/min; Neugeborene: 40–45/min; Säugling: 35–40/min; Kleinkinder: normal 20–30/min; Schulkinder: normal 16–25/min; Jugendliche: normal bis 20/min; Erwachsene: normal 12–18/min

Atemgymnastik: Sie umfasst eine große Anzahl von Übungen zur Verbesserung der Atmung. Bei Atemwegs- und Lungenerkrankungen ist die aktive Mitarbeit der Patienten wichtig. Dazu gehört, dass der Patient physiologisch richtig atmet. Dafür sollte die gesamte Atemmuskulatur regelmäßig trainiert sowie die Zwerchfell-(Bauch-)Atmung, Brustatmung und Flankenatmung bewusst geübt werden. Darüber hinaus sollen atemerleichternde Techniken und Köperhaltungen eingeübt werden. Für Patienten mit viel Sekret ist es wichtig, Übungen zu erlernen, die geeignet sind, das gestaute Bronchialsekret besser abzuhusten (Klopfmassage/Lagerungsdrainage)

Atemhilfemuskulatur: Für die normale Atmung in Ruhe sind das Zwerchfell und die Zwischenrippenmuskulatur verantwortlich. Bestimmte Muskeln unterstützen mechanisch die erschwerte Atmung. Bei der Einatmung helfen Muskeln zwischen Kopf und Brustkorb, bei der Ausatmung einige Muskeln zwischen Becken und Brustkorb

Atemmuskeltraining: Die Atemhilfsmuskulatur unterstützt die Atmung. Es ist sinnvoll diese Muskulatur zu trainieren, um im Notfall mehr Kraft zum Atmen zu haben. Dies kann durch gezieltes und regelmäßiges körperliches Training, z. B. im Rahmen des Lungensportes, erreicht werden. Als Übungen bieten sich u. a. an: Drehen des Oberkörpers, Rückenübungen (z. B. Abrubbeln des Rückens mit einem Handtuch) sowie Rumpfbeugen. Unter anderem Teil einer Rehabilitation

Atemnot: Atemnot gehört wie der Schmerz zu den elementaren Empfindungen des Menschen. Es handelt sich dabei um ein subjektives Missempfinden in Folge einer erschwerten Atmung. Die Beurteilung der Atemnot, z. B. anhand einer entsprechenden Messskala, erfolgt individuell durch den Patienten. Neben den Atemwegs- und Lungenkrankheiten gibt es eine Vielzahl weitere Ursachen, die eine Atemnot hervorrufen können (z. B. Herzerkrankungen, Vergiftungen)

Atemstoßtest: Ein Test, der die Einsekundenkapazität misst. Dabei wird die Luftmenge gemessen, die bei kräftiger Ausatmung in einer Sekunde ausgeatmet/ausgestoßen werden kann. Der Wert ist bei einer Asthmareaktion durch die Verengung der Bronchien vermindert

Atemtechniken: Je nach Atemfunktionsstörung werden in der Physiotherapie unterschiedliche Atemtechniken angewandt. Sie sollen zu einer Erleichterung der Atmung führen. Ein- und Ausatemtechniken sowie Techniken zur Befreiung der

6

Atemwege von zähem, krankhaft verändertem Schleim gehören dazu. Die bekannteste Atemtechnik bei beginnender Atemnot ist die sog. Lippenbremse. Sie verhindert das Zusammenfallen der Atemwege

Atemtherapie: Die Atemtherapie ist ein Bestandteil der Physiotherapie. Ziel physiotherapeutischer Atemtherapien ist die bestmögliche Wiederherstellung und Erhaltung einer uneingeschränkten Atmung. Behandlungstechniken basieren auf anatomisch-physiologischen und pathophysiologischen Grundlagen. Dies sind Techniken zur Beeinflussung der Ein- und Ausatmung, der Sekretbewegung, des Hustens, der Brustkorbmobilität und der Atemmuskelkraft. In Abhängigkeit von Art und Befund der Atemfunktionsstörung werden die individuellen Therapieziele festgelegt

Atemwegsobstruktion: Verengung des Bronchialsystems durch Krampf der Bronchialmuskulatur, Schleimhautschwellung, Verlegung durch zähen Schleim oder Fremdkörper. Aufgrund der Behinderung des Luftstroms durch die Bronchien tritt Atemnot auf

Atemzugvolumen: Das Atemzugvolumen bezeichnet die Menge an Luft, die man pro Atemzug ein- und anschließend wieder ausatmet Bei einem Erwachsenen beträgt sie in Ruhe zwischen 0,4 und 0,6 Liter

Atopie: Eine erblich bedingte Allergieneigung. Sie beginnt meist in der Kindheit mit verschiedenen Allergien, wie z. B. Heuschnupfen, Neurodermitis und Nahrungsmittelallergien

Auswurf: Bezeichnet den beim Husten ausgespuckten Schleim. Andere Bezeichnungen dafür sind: Sekret, Bronchialsekret oder Sputum. Das Bronchialsystem von Patienten mit Asthmapatienten produziert wesentlich mehr Schleim als dies bei Gesunden der Fall ist. Der Schleim ist in der Regel extrem zähflüssig. Für die Betroffenen ist es oft sehr anstrengend, das Bronchialsystem vom Sekret zu befreien. Lagerungsdrainage und eine entsprechende Hustentechnik können dabei helfen

Avirulent: Nicht vermehrungsfähig, unschädlich (in Bezug auf Erreger)

Behindertenausweis: Auch wenn dieser Schritt manchen vielleicht nicht ganz leicht fällt – sich einen Schwerbehindertenausweis ausstellen zu lassen, bringt er Patienten mit chronischen Erkrankungen eine Vielzahl von Vergünstigungen, darunter verbilligte Fahrten mit öffentlichen Verkehrsmitteln, eine Ermäßigung für die Kfz-Steuer und Pauschbeträge bei der Einkommenssteuer. Als schwerbehindert gelten Menschen, denen nach einer Untersuchung beim Vertrauensarzt ein Grad der Behinderung von mindestens 50 (von maximal 100, d. h. 50 %) zuerkannt wird

β_2-Mimetikum: s. Adrenergika

Bakterien: Einzellige Kleinlebewesen, die Krankheiten verursachen können

Biologika: Biotechnologische, mithilfe von lebenden Zellen hergestellte Medikamente

Blutgasanalyse: Untersuchungsverfahren zur Messung der Gasverteilung von Sauerstoff- und Kohlendioxid im arteriellen Blut. Die Blutgasanalyse (BGA) sollte bei Patienten mit schwerem Asthma bronchiale durchgeführt werden. Dazu wird ein Tropfen Blut aus dem Ohrläppchen entnommen und entsprechend untersucht

B-Lymphozyten: Eine Untergruppe der weißen Blutkörperchen; Bestandteil des Immunsystems

Bodyplethysmografie: Methode zur Bestimmung der Lungenfunktion durch exakte Ermittlung des Atemwegswiderstandes und der Lungenvolumina. Die Bodyplethysmografie wird vor allem in Lungenfacharztpraxen und in lungenärztlich ausgerichteten Kliniken/Ambulanzen durchgeführt

Borg-Skala: Ein in der Lungenfachkunde eingesetztes Bewertungsverfahren zur Einteilung des Schweregrades einer Atemnot anhand des persönlichen Anstrengungsempfindens in Form eines Interviews oder Fragebogens

Bronchialbaum: Bezeichnet das gesamte System aus Bronchien und Bronchiolen. Man spricht von einem Bronchialbaum, weil das Bronchialsystem mit der Luftröhre (Trachea), den Stammbronchien, den Lappenbronchien, den Segmentbronchien und den immer feiner werdenden Verästelungen bis hin zu den Bronchiolen und den Lungenbläschen (Alveolen) wie ein auf den Kopf gestellter Baum aussieht. Im Stamm und den Ästen befindet sich wie in der Lunge ein Transport- und Kommunikationssystem

Bronchialinfekt: Eine Erkrankung die durch Viren oder Bakterien verursacht wird. Gerade bei Patienten mit obstruktiven Lungenerkrankungen wie Asthma oder mit Bronchiektasen treten solche Bronchialinfekte relativ häufig auf. Sie sind mit „harmlosen Erkältungen" nicht zu vergleichen und schädigen das bereits geschädigte Bronchialsystem immer weiter, sodass dadurch eine permanente Verschlechterung des Bronchialleidens verursacht wird

Bronchialmuskulatur: In der Bronchialwand angesiedelte Muskelzellen bewirken – wenn sie sich verkrampfen – eine Verengung der Bronchien

Bronchialschleimhaut: Die Bronchien sind mit einer sehr zarten empfindlichen Schleimhaut ausgekleidet. Auf der Bronchialschleimhaut befindet sich das Flimmerepithel mit den sog. Flimmerhärchen, die als Transportsystem fungieren und Fremdkörper (in Bronchialschleim verpackt) aus dem Bronchialsystem hinausbefördern. Unterhalb der Schleimhaut im Bindegewebe der größeren Bronchien befinden sich Muskelzellen, die das Bronchialsystem in der Regel offen halten. Nur bei Reaktionen, die zum Muskelkrampf führen, ziehen sich diese Muskeln zusammen und engen die Bronchien ein – es entsteht eine Enge und Atemnot. Die Schleimhaut enthält auch die schleimbildenden Becherzellen, Schleimdrüsen, aber auch Mastzellen und gegebenenfalls Entzündungszellen

Bronchialsekret: Siehe Auswurf, Schleim, Sputum, Mukus

Bronchiektasen: Meistens irreversible (= nicht rückgängig zu machende) Erweiterungen/Ausbuchtungen der Bronchialäste mit Neigung zu Schleimstau und Infektionen

Bronchien: Aus der Luftröhre sich verzweigende Hauptäste (Stammbronchien), die sich im sog. Bronchialbaum immer stärker verzweigen bis hin zu den Bronchiolen, an deren Ende die Lungenbläschen (= Alveolen) sitzen. Über die Bronchien wird die sauerstoffreiche Luft zu den Lungenbläschen geleitet und die kohlendioxidreiche Luft von den Alveolen aus dem Körper heraus transportiert, d. h. die „verbrauchte" Luft wird ausgeatmet und „frische" Luft eingeatmet

Bronchiolen: Kleinste Abzweigungen der Bronchien im Bronchialbaum, an deren Ende die Lungenbläschen (Alveolen) sitzen

Bronchiolitis: Entzündung der Bronchiolen (meist im 1. und 2. Lebensjahr mit erschwerter Ausatmung und Überblähung)

Bronchiolus: Bronchiole, kleiner Bronchus

Bronchitis: Entzündung der Bronchien, insbesondere der Schleimhäute

Akute Bronchitis: Beschwerden 7–14 Tage

Chronische Bronchitis: Beschwerden über 8–12 Wochen

Obstruktive Bronchitis: Entzündung mit Verengung der Atemwege

Bronchodilatatoren: Arzneimittel, die die Bronchien erweitern und so die Verbesserung einer gestörten Atemfunktion unterstützen. Sie werden u. a. bei Asthma, Husten oder Bronchitis eingesetzt. Zu den Bronchodilatatoren gehören Adrenergika, Beta-2-Adrenergika, Beta-2-Sympathomimetika (SABA und LABA), aber auch Anticholinergika (SAMA und LAMA). Sie wirken vorbeugend, können aber auch zur Behandlung von Atemnotanfällen verwendet werden

Bronchoskopie: Untersuchung des Bronchialsystems (= Atemwegsspiegelung). Über die Luftröhre wird ein Bronchoskop (medizinisches Gerät mit Kamera, Spül- und Absaugvorrichtung) eingeführt, um die unteren Atemwege von Innen betrachten und untersuchen zu können

Bronchospasmolyse: Lösung von Krämpfen (Spasmen) in den Bronchien. Zur Bronchospasmolyse werden Medikamente verwendet, die man Bronchospasmolytika nennt

Bronchospasmolytikum: Ein Medikament, das einen Muskelkrampf (Spasmus) in den Bronchien löst. Zu den Bronchospasmolytika zählen Beta-Adrenergika bzw. Betamimetika, Anticholinergika und Theophyllin

Bronchus: Atemweg, Mehrzahl Bronchien

Chronisch: Bezeichnet im medizinischen Sinne eine sich langsam entwickelnde oder langsam verlaufende bzw. lange andauernde Erkrankung

Chronische Bronchitis: Eine Bronchitis, die über einen längeren Zeitraum besteht. Sie ist gekennzeichnet durch chronischen Husten und eine vermehrte Produktion von Bronchialschleim. Das Rauchen ist mit Abstand die häufigste Ursache der chronischen Bronchitis. Weitere Ursachen können sein: Jahreslanges Einatmen von Rauch, Staub, Dämpfen (am Arbeitsplatz), extreme Umweltverschmutzung (z. B. durch Schwefeldioxid oder feine Staubpartikel). Chronische Bronchitiker neigen stark zu Bronchialinfekten. Solche Infekte sind nicht mir harmlosen Erkältungen zu vergleichen, weil sie das bereits geschädigte Bronchialsystem immer weiter schädigen und damit eine permanente Verschlechterung des Bronchialleidens verursachen

Compliance: Die medizinische Bedeutung für Compliance steht für „Einwilligen/Mitmachen" oder auch „Therapietreue" („adherance"). Damit bezeichnet Compliance die Bereitschaft des Patienten, die mit dem Arzt vereinbarten Therapiemaßnahmen, den ordnungsgemäßen Umgang mit Medikamenten (z. B. Einnahmevorschriften, Einhaltung von Haltbarkeitsdaten) und/oder deren richtige Einnahme (z. B. Häufigkeit, Zeitpunkt, Vermeidung von Wechselwirkungen mit anderen Medikamenten oder Nahrungsmitteln etc.) genau zu befolgen. Eine gute Compliance entspricht konsequentem Befolgen der ärztlichen Ratschläge. Sie wird positiv bestärkt, wenn der Patient die Therapie als wirksam erlebt.

COPD (Chronisch obstruktive Lungenerkrankung):

Kortikoide/Steroide: Vom körpereigenen Hormon Kortisol abgewandelte Substanzen mit stark entzündungshemmender Wirkung. Sie greifen dämpfend in das Immunsystem ein. Vertreter dieser Gruppe sind z. B. Prednisolon und Prednison. Kortikoide wirken in der Spritze und als Tabletten sehr schnell und sind unverzichtbar in der Notfalltherapie. Bei chronischen Atemwegs- und Lungenkrankheiten greifen Kortikoide an unterschiedlichen Stellen in den Krankheitsprozess ein: Sie
- hemmen die verschiedenen Immunreaktionen,
- reduzieren den Entzündungsprozess,
- blockieren krankhafte Stoffwechselprozesse in Zellen und stabilisieren die Zellmembran,
- vermindern die Schleimhautschwellung,
- reduzieren die Schleimproduktion,
- dämpfen die Übererregbarkeit (Hyperreagibilität) des Bronchialsystems,
- verbessern die Wirksamkeit der Beta-Adrenergika.

Die Vorteile der modernen Kortikoidtherapie sind v. a. der schnelle Wirkeintritt (i. v. und oral und die Möglichkeit der individuellen Dosierbarkeit (inhalativ)

6

Kortison: Vorstufe des körpereigenen Hormons Kortisol. Sein Name wird im allgemeinen Sprachgebrauch anstelle von Kortikoiden verwendet. Im englischen Sprachgebrauch ist die Rede von Steroiden („steroids")

Cromoglycinsäure: Schwach entzündungshemmendes örtlich anzuwendendes Medikament

Cystische Fibrose: Siehe Mukoviszidose

Depot: Vorrat, bei Medikamenten führt hochdosierte Einmalgabe mit verzögerter Freisetzung zu langer Wirkung

Diagnose: Name einer Krankheit

Diagnostik: Untersuchung(en) zur Abklärung einer Krankheit

Diffusion: Physikalischer Prozess, bei dem sich Teilchen gleichmäßig z. B. in einer Lösung oder einem Gasgemisch verteilen, wobei es zu einer vollständigen Durchmischung zweier oder mehrerer Stoffe kommt

Diffusionskapazität: Lungenfunktionelles Messverfahren zur Bestimmung der Geschwindigkeit der Aufnahme von Gasen aus der Atmung

Disease-Management-Programm (DMP): Strukturiertes Behandlungsprogramm für chronisch kranke Patienten, welches die Betreuung durch standardisierte Therapie- und Betreuungsprozesse verbessern will

DMP: Siehe Disease-Management-Programm

DNCG: Abkürzung für Cromoglycinsäure

Dosierung: Berechnung der Menge, die von einem Arzneimittel gegeben werden soll

Dosieraerosol: Ein Inhalationsgerät zur Abgabe von Medikamenten in Form eines Sprays (Aerosols), das bei jedem Sprühstoß (Hub) das Medikament als Gas-Wirkstoff-Gemisch (Aerosol) in bestimmter Menge und gleichbleibender Zusammensetzung zum Inhalieren freigibt. Damit Wirkstoffe tief genug in die Bronchien gelangen, müssen Sprühstoß und Atmung aufeinander abgestimmt (synchronisiert) sein

Dosis: Menge eines Medikaments, die bei einer Anwendung oder in einer bestimmten Zeit gegeben wird

Dyskrinie: Verdickung des Bronchialsekrets/Bronchialschleims zu einem zähen, schwer abhustbaren Sekret

Dyspnoe: Kurzatmigkeit, Atemnot – das subjektive Gefühl, nicht genug Luft zu bekommen, atemlos zu sein. Sie kann unter Belastung, aber auch im Ruhezustand auftreten

Echokardiografie: Untersuchungsverfahren per Ultraschall. Sie dient der Erkennung krankhafter Veränderungen im Bereich des Herzens

Einsekundenkapazität: Die in einer Sekunde durch maximal forcierte Atmung ausgestoßenen Luftmenge nach vorherigem tiefem Einatmen wird Einsekundenkapazität oder forciertes Exspirations-(Ausatem-)Volumen (FEV_1) genannt. Der FEV_1-Wert wird im Zuge der Lungenfunktionsprüfung ermittelt. Bei Asthma bronchiale ist der Wert zum Teil erheblich verringert

Emphysem: Chronische Lungenerkrankung in Form einer sog. irreversiblen Überdehnung des Lungengewebes, bei der aus vielen kleinen Lungenbläschen (Alveolen) wenige, größere Lufträume entstehen. Hierdurch verliert die Lungen ihre Elastizität, sie enthält weniger Gewebe und mehr Luft (Überblähung)

Entzündung: Eine vom Bindewebe und den Blutgefäßen getragene Reaktion des Organismus auf eine von innen (Autoimmunreaktion) oder von außen (Verletzung, Verbrennung, Schädigung durch Chemikalien oder Krankheitserreger) kommende Reizung. Sie ist gekennzeichnet durch Rötung, Überwärmung, Schwellung, Schmerz und Funktionsbehinderung

Enzym: Eiweißkörper, die als Katalysatoren im Körper wirken. Ohne Enzyme wäre ein geordneter Stoffwechsel und damit Leben nicht möglich

Epinephrin: Andere Bezeichnung für Adrenalin, wird in Notsituationen zur Behandlung akuter Bronchialmuskelkrämpfe und anaphylaktischer Reaktionen (potenziell lebensbedrohliche, durch eine Allergie ausgelöste Reaktion) eingesetzt

Eosinophile: Weiße Blutkörperchen, die an der allergisch bedingten Entzündung z. B. der Atemwege beteiligt sind

Exazerbation: Akuter Schub, Verschlechterung, Wiederaufflackern eines Krankheitszustandes. Häufige Ursache für eine Exazerbation bei chronischen Atemwegs- und Lungenkrankheiten ist ein schwerer Bronchialinfekt

Exponiert, Exposition: Kontakt mit

Exspiration: Ausatmung

FEV$_1$: Siehe Einsekundenkapazität

Flimmerhärchen: Die gesamte Oberfläche der Bronchialschleimhaut ist mit beweglichen Flimmerhärchen ausgekleidet. Diese dienen der Entfernung kleinerer, ins Bronchialsystem eingedrungener Fremdstoffe wie z. B. Staubpartikel oder Allergene. Die Härchen schlagen bzw. flimmern zu diesem Zweck unaufhörlich in Richtung Luftröhre. Unterstützt wird dieser Transport durch einen Film aus Bronchialschleim

Forcierte Vitalkapazität: Gesamt Luftmenge, die nach tiefem Einatmen durch maximale Anstrengung ausgestoßen werden kann

Funktionelle Residualkapazität: Die Luftmenge, die nach einer normalen Ausatmung noch in der Lunge verbleibt, setzt sich aus Exspiratorischem Reservevolumen (ERV) und Residualvolumen (RV) zusammen

Gasaustausch: Erfolgt in den Lungenbläschen (Alveolen), die von feinsten Blutäderchen (Kapillaren) umschlossen sind. Die Alveolen geben Sauerstoff in die Kapillaren ab und übernehmen von diesen Kohlendioxid. Während der Sauerstoff über den Blutkreislauf zu allen Zellen des menschlichen Körpers transportiert und dort im Stoffwechselprozess verbraucht wird, wird das Kohlendioxid über das Bronchialsystem in die oberen Atemwege gebracht und über Mund und Nase ausgeatmet

Giemen: Trockenes, rasselndes oder pfeifendes Atemgeräusch, das vor allem bei der Ausatmung zu hören ist

GINA: Global Initiative for Asthma

Glukokortikoid: Entzündungshemmendes Medikament zur Behandlung allergischer Erkrankungen. Andere Bezeichnungen z. B. Kortison, Steroid

Granulozyten: Eine Untergruppe der Leukozyten (weißen Blutkörperchen)

Hausstaub: Mix verschiedener Allergene, am relevantesten Hausstaubmilbe und ihre kreuzreagierenden Artgenossen

Hauttest: Diagnoseverfahren bei Allergien. Hier wird die Haut des Patienten verschiedenen Allergenen ausgesetzt. Die gängigsten Verfahren sind der Pricktest und Intrakutantest. Zur Diagnose von Kontaktallergien wird der Patchtest verwendet

Husten: Ein wichtiger und notwendiger Schutzreflex des Körpers, der zusammen mit den Flimmerhärchen der Bronchialschleimhaut der Selbstreinigung der Atemwege und den Schutz vor dem Eindringen von Fremdpartikeln dient. Im Krankheitsfall ist Husten ein Symptom der jeweiligen Erkrankung. Husten kann produktiv, also mit Auswurf verbunden sei. Je nach Grundkrankheit kann die tägliche Sputummenge zwischen 1 und 500 Milliliter betragen. Sehr viel häufiger ist Husten jedoch unproduktiv oder trocken, d. h. ohne Auswurf

Hyperkapnie: Steigerung des arteriellen Kohlensäurepartialdrucks. Sie tritt ein, wenn der Gasaustausch gestört ist, z. B. bei der respiratorischen Insuffizienz

Hyperpnoe: Vertiefte Atmung

Hypersekretion: Übermäßige Schleimbildung in den Bronchien mit allen daraus resultierenden Problemen beispielsweise Schwierigkeiten beim Abhusten des Schleims

Hyperventilation: Die meist unbewusste Übersteigerung der Ein- und Ausatmung bei vertiefter und rascherer Atmung. Sie kann zu Asthmaanfällen, Schwindelgefühl und zur Ohnmacht führen und trägt sehr oft zur Verstärkung des Angstzustandes bei

Hypoventilation: Gegenteil von Hyperventilation; es handelt sich hier um eine verlangsamte und flache Atmung. Die Hypoventilation ist gekennzeichnet durch eine stark verlangsamte Atmung und daraus folgenden Anstieg des Kohlendioxidgehalts in den Alveolen. Die Sauerstoffkonzentration in der Alveolarluft nimmt ab. Dadurch bedingt kommt es zu einer Sauerstoffunterversorgung des Körpers

Hyposensibilisierung: Stufenweise Gewöhnung des Körpers an Allergene durch dosiert gesteigerte Zufuhr kleiner Allergenmengen

Hypoxie: Ungenügende Versorgung des Organismus mit Sauerstoff infolge von Hypoxämie oder mangelhafter Sauerstoffversorgung z. B. auf sehr hohen Bergen

ICS: Inhalatives Kortikosteroid

IgE: Immunglobuline der Klasse E, an allergischen Reaktionen beteiligt

Immunglobuline: Eiweiße (Proteine) aus der Klasse der Globuline, die als Antikörper in der Immunabwehr eine zentrale Rolle spielen. Sie werden in speziellen weißen Blutzellen, den B-Lymphozyten, produziert

Immunmodulatoren: Pharmakologisch wirksame Substanzen/Medikamente, die das Immunsystem beeinflussen. Sowohl die Hemmung als auch die Stimulierung des Immunsystems spielen dabei in der medizinischen Anwendung eine wichtige Rolle

Immunreaktion: Abwehrreaktion des Körpers gegen körperfremde Substanzen/Stoffe (Antigene)

Immunsystem: Abwehrsystem des Körpers; Gesamtheit der körpereigenen Abwehrmechanismen, zu denen spezialisierte Organe, Gewebe, Zellen und Moleküle gehören. Die Lymphknoten, die Milz, das Knochenmark, die Thymusdrüse und die Mandeln spielen eine Rolle, ebenso wie spezialisierte weiße Blutkörperchen (Lymphozyten), Fresszellen (Makrophagen), Blutplättchen, verschiedene Mediatoren oder Interferon (immunstimulierendes Protein). Die Lymphozyten kontrollieren in gegenseitiger Beeinflussung die Produktion von Antikörpern und Makrophagen, welche die körperfremden Moleküle fressen und zerlegen. Die bei der Allergie wichtigen Immunglobuline-E(IgE)-produzierenden Zellen des Immunsystems sind eigentlich zur Abwehr von Endoparasiten (z. B. Darmwürmern) gedacht

Impfung: Vorbeugende Maßnahme gegen unterschiedliche durch Viren oder Bakterien hervorgerufene Infektionskrankheiten. Der Impfstoff enthält dabei entweder bereits die erforderlichen Antikörper gegen den entsprechenden Krankheitserreger (passive Immunisierung) oder in abgeschwächter oder abgetöteter Form den Krankheitserreger (oder Bestandteile) selbst, um die körpereigene Immunabwehr anzuregen (aktive Immunisierung). Asthma- und Atemwegspatienten wird nach Empfehlung der Impfkommission des Robert-Koch-Institutes die jährliche regelmäßige Impfung gegen Influenza (Grippe) nahegelegt. Auch Impfungen gegen Pneumokokken – Erregern der Lungenentzündung – werden empfohlen

Infektion: Beeinträchtigung von Körperfunktionen durch Bakterien, Viren oder Pilze; führt zur Entzündung

6

Influenza: Infektionskrankheit, auch als „echte" Grippe oder Virusgrippe bezeichnet. Sie wird durch Influenzaviren A, B oder C hervorgerufen. Die Symptome wie hohes Fieber, Gliederschmerzen, extreme Mattigkeit, Halsschmerzen und trockener Husten treten in der Regel unvermittelt auf, verbunden mit einer raschen Verschlechterung. Influenzaviren können schwere Erkrankungen mit gefährlichen Komplikationen auslösen. Der im Gegensatz zur Influenza meist harmlos verlaufende „grippale Infekt" (Erkältung) wird häufig fälschlicherweise auch als Grippe bezeichnet, obwohl er nicht durch Influenzaviren, sondern andere Virenarten hervorgerufen wird

Inhalation: Einatmen von zerstäubten Lösungen u. a. zu Behandlungszwecken

Inhalationstherapie: Verabreichung von Arzneistoffen, Wasser, Dämpfen und/oder Gasen durch Einatmen in die Lungen. Die Arzneistoffe werden meist mithilfe eines Dosieraerosols oder eines Pulverinhalator bzw. einen elektrischen Pari Boy vernebelt

Inhalativ: Durch Einatmung

Inhalator: Gerät zur Erzeugung eines Tröpfchennebels

Inspiration: Einatmung, im Gegensatz zur Ausatmung

Inspiratorische Kapazität (IC): Luftmenge, die nach einer normalen Ausatmung eingeatmet werden kann

Insuffizienz: Ungenügende Leistung eines Organs oder eines Organsystems, z. B. Herz, Lunge, Niere

Interleukin: Stoff, der eine Rolle bei der Signalübermittlung zwischen Zellen spielt

Irreversibel: „Nicht rückbildbar" – das Gegenteil zu reversibel

Kapillare: Kleinste Blutgefäße/Adern. Sie dienen dem Stoffaustausch zwischen Blut und Gewebe

Karenz: Vermeidung von Auslösern, Fernhalten von Allergenen zur Vorbeugung

Katarakt: Grauer Star (= Linsentrübung am Auge), häufige Alterserscheinung; kann aber auch bei Langzeittherapie mit Kortikoiden auftreten, wobei besonders Kinder gefährdet sind. Eine regelmäßige augenärztliche Kontrolle ist erforderlich

Kausal: Ursächlich, an der Ursache einer Erkrankung ansetzend

Keuchatmung: Pfeifendes, brummendes, giemendes Atemgeräusch, das durch die Verengung der Atemwege bedingt ist; meist von Atemschwierigkeiten begleitet. Häufiges Symptom bei Patienten mit Asthma bronchiale oder COPD

Kohlendioxid: Ein farbloses Gas, das als „Abfallprodukt" während des Stoffwechsels in den Körperzellen entsteht und über den Blutkreislauf zu den Lungenbläschen (Alveolen) geleitet wird. Dort erfolgt der Gasaustausch: Kohlendioxid wird vom Blut an die Lungenbläschen abgegeben und verlässt über die Atemwege den Körper in der ausgeatmeten Luft

Kohlenmonoxid: Giftiges Gas, in Autogasen und im Zigarettenrauch enthalten

Kombinationstherapie: Gleichzeitige Verwendung unterschiedlich wirkender Medikamente

Komorbidität: Begleiterkrankung(en). Erkrankung/Erkrankungen, die zusätzlich zu einer Grunderkrankung vorliegt bzw. vorliegen

Kompensation: Ausgleich einer Funktionsminderung durch Verstärkung einer anderen Tätigkeit

Kortikoid: Kortisonähnliches Medikament

Kortikosteroide: s. Kortikoide

Kortison: Entzündungshemmendes Medikament; andere Bezeichnung: Kortikosteroid

Kosaisonal: Während der Saison

Kreuzallergie: Allergische Reaktion auf Nahrungsmittel als Folge einer bestimmten Allergie auf Pollen, Hausstaubmilben oder Latex – äußert sich durch Kribbeln und Brennen auf der Lippe, am Gaumen oder Rachen

Kumulation: Anhäufung (z. B. von Medikamenten, Wirkstoffen)

Kutschersitz: Körperhaltung, bei der eine Gewichtsentlastung der Muskulatur erfolgt, die maßgeblich die Atmung unterstützt (Arme und Schultergürtel). Damit verbunden ist ein geringerer Sauerstoffverbrauch mit einer besseren Belüftung der unteren Bereiche der Lungen. Im Sitzen wird der Oberkörper schwach vorgebeugt. Die Unterarme liegen locker auf den etwas gespreizten Oberschenkeln. Der Kopf hängt locker zwischen den Schultern

LABA: Lang wirkende Betasympathomimetika („long acting beta-2 agonists"); die Bronchien erweiternde Medikamente mit lang anhaltender Wirkung (6–12 Stunden)

LAMA: Lang wirkende Muskarinantagonisten („long acting muscarinic antagonists") aus der Arzneigruppe der Parasympatholytika; die Bronchien erweiternde Medikamente mit lang anhaltender Wirkung (12 bis über 24 Stunden)

Langzeitsauerstofftherapie: Kontinuierliche Zuführung von Sauerstoff mittels eines Sauerstoffkonzentrators, einer Sauerstoffflasche oder eines Flüssigsauerstoffsystems. Eingesetzt wird die Langzeitsauerstofftherapie (LTOT = „longterm oxygen therapy") bei schweren Atemwegs- und Lungenkrankheiten (wie COPD; Emphysem, Asthma bronchiale und Lungenfibrose), bei der die Lungenfunktion derart eingeschränkt ist, dass der Gasaustausch nicht mehr ausreicht, um den Körper mit ausreichend Sauerstoff zu versorgen

Latenz: Zeitraum vom Kontakt bis zum Eintreten

Leukozyten: Weiße Blutkörperchen, Entzündungszellen

Lippenbremse: Atemtechnik, mit deren Hilfe man die Luft beim Ausatmen langsam durch einen schmalen Spalt der locker aufeinander gelegten Lippen ausströmen lässt. Die Lippen-

6

bremse setzt den Atemwiderstand herab und erleichtert die Ausatmung

Lobär: Einen Organlappen (Lobus), z. B. Lungenlappen, betreffend

LTOT: Englisch für = „long-term oxygen therapy". Siehe Langzeitsauerstofftherapie

LTRA: Leukotrienantagonisten; entzündungshemmende Medikamente

Lunge: Die menschliche Lunge besteht aus 2 Lungenflügeln. Der linke Lungenflügel hat 2, der rechte Lungenflügel 3 segmentierte Lungenlappen. Der herzseitige linke Lungenflügel ist etwas kleiner als der rechte Lungenflügel. Die gesamte Lungenoberfläche beträgt bei Erwachsenen etwa 80–120 m². Pro Tag werden mit rund 24.000 Atemzügen 12.000 Liter Luft umgesetzt

Lungenembolien: Verschlüsse von Lungenarterien z. B. durch Blutgerinnsel, die am häufigsten in den Beinen entstehen, z. B. aufgrund von Operationen oder Unfällen, ggf. auch durch zu langes unbewegliches Sitzen im Flugzeug. Diese Blutgerinnsel können sich von den beschriebenen Entstehungsorten durch den Blutkreislauf zur Lunge bewegen und dort eine Lungenarterie blockieren. Führt zur Luftnot

Lungenemphysem: Siehe Emphysem

Lungenflügel: Siehe Lunge

Lungenfunktionstest: Ziel der Lungenfunktionsprüfung ist die Überprüfung:

- der Atemmechanik,
- des Gasaustausches der Lunge in Ruhe und unter Belastung,
- der Lungenvolumina (Vitalkapazität, inspiratorische Kapazität),
- der Atemwiderstände,
- der Atemfrequenz und des Atemzeitvolumens.

Für die Durchführung einer Lungenfunktionsprüfung steht eine Reihe von Untersuchungsmethoden zur Verfügung:

- Peak Flow – Verlaufsmessung als Möglichkeit der häuslichen Testung (Peak-Flow-Tagebuch)
- Spirometrie – zur Ermittlung des Lungenvolumens
- Bodyplethysmografie – zur Ermittlung der Atemwegswiderstände und Lungenvolumina
- Bronchospasmolyse – zur Feststellung der Wirksamkeit bronchialerweiternder Medikamente
- Ergospirometrie – zur Ermittlung der körperlichen Belastbarkeit (Fahrradergometer, Laufbandergometer)
- Provokationstest – zur Feststellung der Lungenfunktion nach Inhalation eines Allergens oder einer Reizsubstanz

Lungeninformationsdienst: Vom Deutschen Forschungszentrum für Gesundheit und Umwelt ins Leben gerufenen

Informationsplattform (▸ http://www.lungeninformationsdie nst.de) bzw. zur „finanziellen Unterstützung" (▸ http://www. lungeninformationsdienst.de/therapie/leben-mit-krankheit/ finanzielle-unterstuetzung/index.html)

Lungensport: Eine Bewegungstherapie, die speziell auf die Bedürfnisse von Menschen mit Atemwegs- und Lungenkrankheiten ausgerichtet ist. Primäres Ziel ist die Verbesserung der körperlichen Belastbarkeit, Verminderung der Atemnot und Exazerbationen. Informationen zum Lungensport erteilt die AG Lungensport in Deutschland e.V. (https://www.lungensport.org)

Lungentransplantation: Möglich ist die Transplantation eines Lungenflügels (SLT), beider Lungenflügel (DLT) oder die kombinierte Transplantation von Herz und Lunge (HLT); selten bei Asthma

Lungenvolumen: Bei der fachärztlichen Untersuchung wird das Lungenvolumen unterteilt in:

- Vitalkapazität (VC): Luftmenge, die bei der stärksten Ausatmung – ohne zeitliche Begrenzung der Ausatmung – ausgeatmet werden kann.
- Inspiratorische Kapazität (IC): Luftmenge, die nach einer normalen Ausatmung eingeatmet werden kann.
- Exspiratorisches Reservevolumen (ERV): Luftmenge, die nach einer normalen Ausatmung zusätzlich noch ausgeatmet werden kann.
- Funktionelle Residualkapazität (FRC): Luftmenge, die nach einer normalen Ausatmung noch in der Lunge verbleibt.
- Totalkapazität (TLC): Luftmenge, die sich aus Vitalkapazität und Residualvolumen zusammensetzt

Lymphozyten: Weiße Blutkörperchen, Abwehrzellen

Mastzellen: Weiße Blutkörperchen, Entzündungszellen

Mediatoren: Botenstoffe des Körpers, die bei verschiedenen Körperfunktionen eine Rolle spielen und auch bei allergischen Reaktionen mitwirken

Milben: Hauptallergen bei ganzjährigen Beschwerden

Morbidität: Krankheitshäufigkeit – Verhältnis der Anzahl der Erkrankungen zur Zahl der Gesamtbevölkerung in einem bestimmten Zeitraum

Mortalität: Sterblichkeit – Verhältnis der Anzahl der Todesfälle zur Anzahl der Gesamtbevölkerung in einem bestimmten Zeitraum

Mukolyse: Schleimlösung, die medikamentös mit Mukolytika oder mit krankengymnastischen Methoden (z. B. Klopfmassage) herbeigeführt werden kann

Mukolytikum/Mukolytika: Medikamente, die zähen Bronchialschleim lösen und dadurch ein Abhusten erleichtern

Mukoviszidose: Eine erbliche Stoffwechselkrankheit. Der internationale Begriff für Mukoviszidose ist zystische Fibrose (CF). Die angeborene Erkrankung führt dazu, dass die schleimproduzierenden Drüsen des Körpers statt eines dünnflüssigen Schleims ein zähflüssiges Sekret in zu großen Mengen herstellen. Mukoviszidose ist die häufigste erbliche Stoffwechselerkrankung unserer Bevölkerung. Die Symptome werden oft mit Keuchhusten, Asthma, Bronchitis oder Zöliakie (Glutenunverträglichkeit) verwechselt. Sekrete in Lunge und Bauchspeicheldrüse, aber auch in anderen Organen (z. B. in der Leber) sind zäher als bei nicht erkrankten Personen. Es gibt seit wenigen Jahren kausal wirksame Medikamente

Mukus: Schleim, Bronchialsekret. Zur normalen Funktion der Lungenoberfläche gehört, dass die Epithelzellen eine kleine Menge Flüssigkeit absondern, die als Mukus bzw. Oberflächenflüssigkeit die Atemwege benetzt

Multifaktoriell: Es gibt mehrere Ursachen/Auslöser

Muskelkontraktion: Die aktive Verkürzung eines Muskels; Gegenteil: Muskelrelaxation (Entspannung, Erschlaffung)

Muskelspasmus: Verkrampfung der glatten Muskulatur

Mutation: Veränderung der Erbinformation (Gene)

Non-Compliance: Gegenteil von Compliance, die „Unzuverlässigkeit" bei der Durchführung der vereinbarten Therapiemaßnahmen. Der Patient hält sich bewusst oder unbewusst/unwissentlich nicht an die mit dem Arzt abgesprochene Behandlung der Krankheit. Er nimmt z. B. die Medikamente nicht oder nicht in der verordneten Dosis ein

Notfallplan: Ein zwischen Arzt und Patient vereinbarter Vorgehensplan, in dem festgehalten ist, was der Patient z. B. in Atemnotsituationen oder bei niedrigen Peak-Flow-Werten tun soll

Notfallspray: Schnell wirksames Spray (Adrenergika, Betamimetika, Sympathomimetika), die bei Atemnot am besten frühzeitig eingesetzt werden. Man spricht auch von einer Bedarfsmedikation.

NVL: Nationale Versorgungsleitlinie (z. B. Asthma bronchiale)

O_2: O ist das chemische Elementsymbol für Sauerstoff und steht für Oxygenium. In der Luft kommt Sauerstoff als Di(Zwei)sauerstoff oder molekularer Sauerstoff zu 21 % vor. Sauerstoff ist das häufigste Element auf der Erdoberfläche

Obstruktion: Verengung, Verlegung

OCS: Orales Kortikosteroid; andere Bezeichnung: systemisches Kortikosteroid

Ödem: Schmerzlose nicht gerötete Schwellungen infolge von Ansammlungen wässriger Flüssigkeit

Oral: Durch den Mund (z. B. bei Medikamentenaufnahme)

Organ: Körperteil mit bestimmter Funktion (z. B. Herz. Lunge, Niere etc.)

Osteoporose: Erkrankung des Skelettsystems, Entkalkung der Knochen und dadurch Verringerung der Knochendichte (Knochenentkalkung)

Oxidativer Stress: Schädigung der Zelle durch Vergiftung

Oximeter, Oxymeter: Gerät, das am Finger oder Ohrläppchen den arteriellen Sauerstoffgehalt des Blutes feststellt

Ozon: Ozonhaltige Luft tritt im Sommer bei bestimmten Wetterlagen auf. Ein erhöhter Ozongehalt in der Atemluft wirkt toxisch und kann zu Schleimhautreizung, Müdigkeit und zur Dyspnoe (Atemnot) führen

Parasympathikus: Teil des vegetativen Nervensystems, verkrampft die Bronchien

Patientenschulung: Vermittlung von Wissen über die Krankheit, über die Behandlung und darüber, was jeder Patient für sich selbst tun kann – in Verbindung mit Einübung und Training bestimmter Fertigkeiten (z. B. von der Peak-Flow-Messung über die Anwendung eines Dosieraerosols bis hin zu atemerleichternden Körperhaltungen). Die Patientenschulung wird in Rehabilitationskliniken, in ärztlichen Praxen und in Zusammenarbeit mit Ärzten und Physiotherapeuten in Selbsthilfegruppen oder ggf. in Lungensportgruppen durchgeführt

Peak Flow: Englisch, wörtliche Übersetzung „Spitzenfluss". So wird die größtmögliche Stärke des Luftstroms genannt, die mit einem kräftigen Atemstoß ausgeatmet werden kann. Der maximale Atemstoß kann von Messung zu Messung auch bei gesunden Menschen bis zu 10 Liter/Minute schwanken. Bei Asthmakranken ist der Peak Flow (PEF) niedriger und schwankt stärker (mehr als 20 %). Der Schweregrad des jeweils aktuellen Gesundheitszustandes eines Asthmakranken lässt sich deshalb nicht mit einer einmaligen Messung ermitteln

Peak-Flow-Meter: Messgerät zur Ermittlung der maximalen Ausatemgeschwindigkeit Atemluft (Spitzenfluss, Atemspitzenstoß) für die Selbstkontrolle der Patienten

Perennial: Ganzjährig

Personalisierte Medizin: Behandlung einer Krankheit in Kenntnis der besonderen Krankheitsfaktoren und der genetischen bzw. biologischen Grundlage der Verursachung einer Krankheit bei einer bestimmten Person

Physiologisch: Den normalen Lebensvorgängen im Organismus des Gesunden entsprechend

Physiotherapie: Physiotherapie ist ein Oberbegriff und umfasst die Krankengymnastik und die physikalische Therapie. Physiotherapie zielt mit der Anwendung von Heilmitteln auf die Wiederherstellung, Erhaltung und Förderung der Gesundheit ab

Phytotherapie: Die Lehre von der Wirkung von Heilpflanzen. Die Wirkung der Heilpflanzen ist wissenschaftlich meist nicht einwandfrei bestätigt. Viele Heilpflanzen enthalten aber – allerdings in wechselnden Konzentrationen – Wirkstoffe (Alkaloide), die aus der Pflanze extrahiert oder auf dem chemischen Wege hergestellt hochwirksame Medikamente sind wie z. B. das Opium (aus der Mohnpflanze) oder das Ephedrin (Aktivitätssteigerung). Die pflanzliche Herkunft eines Wirk-

6

stoffes ist daher weder ein Beleg für seine Harmlosigkeit noch für seine Wirksamkeit oder Unwirksamkeit

Pneumologie: Lungenheilkunde

Pneumonie: Lungenentzündung, meist durch Bakterien, Viren oder Pilze hervorgerufen

paO$_2$: Abkürzung für arteriellen Sauerstoffpartialdruck. Siehe Blutgasanalyse, respiratorische Insuffizienz

Pollenfalle: Sammel- und Messstelle für den Pollenflug

Präsaisonal: Vor der Saison

Prognose: Vorhersage des weiteren Krankheitsverlaufs oder der der zu erwartende weitere Verlauf selbst

Protein: Allgemeine Bezeichnung für einen Eiweißstoff

Prophylaxe: Vorbeugung

Provokationstest: Empfindlichkeitsprüfung eines Organs mit Reizstoffen, wie z. B. Allergenen

Pulsoximeter: Siehe Oximeter

Pulverinhalation: Neben der Inhalationstherapie mit Dosieaerosolen und Verneblern wichtigste Form der inhalativen (topischen) Therapie. Mit Hilfe eines Pulverinhalators wird das Medikament in feinster Pulverform eingeatmet

RABA: Schnell wirkende Betasympatomimetika („rapid acting beta-2 agonists"); die Bronchien erweiternde Medikamente mit schnellem Wirkeintritt

Rauchen: Rauchen (aktiv und passiv) ist neben weiteren Umwelteinflüssen eine häufige Ursache (Noxe) für die Entstehung einer COPD

Rehabilitationsmaßnahmen: Medizinische Rehabilitationsmaßnahmen der Rentenversicherungsträger sollen die Erwerbsfähigkeit und die Integration der Versicherten in Familie, Beruf und Gesellschaft erhalten, verbessern und stabilisieren. Vor allem aber sollen sie die Wiedereingliederung von chronisch Kranken ins Erwerbsleben sicherstellen. Für Rentner, deren Erwerbsfähigkeit nicht wiederhergestellt wird, können Krankenkassen als Kostenträger auftreten. Man unterscheidet: Stationäre Rehabilitation und ambulante Rehabilitation. Beide Arten der Rehabilitation bieten ärztliche, psychologische und physiotherapeutische Versorgung. Kostenträger der Rehabilitationsverfahren bei Kindern ist die Rentenversicherung

Refraktär: Unbeeinflussbar

Reitersitz: Eine atemerleichternde Körperhaltung, bei der man rittlings auf einem Stuhl mit Lehne sitzt. Der Rücken sollte gerade gehalten werden, die Unterarme werden auf der Rückenlehne abgestützt

Reliever: Inhalative Medikamente, die sofort wirksam sind, von der akuten Atemnot befreien und deshalb „Reliever" (= Befreier) oder auch „Notfallsprays" genannt werden

Residualvolumen: Luft, die nach „vollständiger" Ausatmung in der Lunge verbleibt. Siehe Lungenfuktionstest

Respiration: Atmung der Lebewesen mit Hilfe von Sauerstoffaufnahme und Kohlendioxidabgabe

Respiratorische Insuffizienz: Unfähigkeit der Lunge, einen der jeweiligen Situation (z. B. bei körperlicher Belastung) entsprechenden Gasaustausch zu gewährleisten. Dadurch kommt es zum Abfall des arteriellen Sauerstoffpartialdruckes (Hypoxie) und Zunahme des arteriellen Kohlensäurepartialdruckes (Hyperkapnie)

Retardform: Arzneimittelzubereitung, die den Wirkstoff langsam freisetzt, verlängert dessen Wirkdauer

Reversibel: Umkehrbar, heilbar

Rezeptor: Fühler an der Oberfläche von Zellen, welche die Wirkung von Medikamenten oder Botenstoffen der Entzündung ins Zellinnere vermittelt

Rezidiv: Rückfall (bei einer Erkrankung)

Rezidivierend: Wiederholt

SABA: Kurz wirkende Betasympatomimetika („short acting beta-2 agonists"); die Bronchien erweiternde Medikamente mit kurz anhaltender Wirkung (2–6 Stunden)

Sauerstoff: Wichtiger Bestandteil der Atemluft (21 %). Sauerstoff (O_2) wird für die Stoffwechselprozesse der Körperzellen benötigt

Schleim: Klares zähflüssiges Sekret, das von den Becherzellen und Schleimdrüsen, die sich in den Schleimhäuten der Bronchien befinden, produziert wird. Siehe Mukus

Schmerzmittel: Schmerz- und Fiebermittel (NSAP) können Asthma auslösen (Acetylalicylsäure, Paracetamol, Ibuprofen)

Schulungen: Siehe Patientenschulung

Schweres Asthma: Asthma, bei dem ein hoher Bedarf an Dauermedikation besteht oder bei dem die Symptome trotz intensiver Therapie nicht ausreichend kontrolliert werden können; einhergehend mit deutlichen Einschränkungen in der Berufsausübung und Freizeitgestaltung

Sekret: Schleim, Auswurf

Sekretolyse: Methode zur Verflüssigung oder zum Lösen von zähem Bronchialsekret, um das Abhusten des Auswurfs zu erleichtern. Zum Lösen zäher Sekrete ist die Gabe von Arzneimitteln und/oder ggf. physiotherapeutische Maßnahmen erforderlich. Eine ausreichende Flüssigkeitszufuhr, wie auch die Aufnahme heißer Getränke und Inhalationen können unterstützend wirken

Sekretolytika: Schleimlösende Mittel, die bei besonders zähem Schleim und erschwertem Abhusten verwendet werden

SIT: Spezifische Immuntherapie; allergenspezifische Hyposensibilisierung

Sonografie: Siehe Ultraschall

Spasmus: Verkrampfung

Spezifische Immuntherapie Siehe Hyposensibilisierung

Spiegelbestimmung: Messung des Wirkspiegels eines Medikaments, z. B. von Theophyllin

Spiroergometrie: Messung der Luftmenge und -geschwindigkeit beim Atmen unter körperlicher Belastung. Siehe Lungenfunktionstest

6

Spirometrie: Lungenfunktionstest durch Messung der Luftmenge und -geschwindigkeit beim Atmen. Siehe Lungenfunktionstest

Spirometer: Gerät, das zur Prüfung der Lungenfunktion verwendet wird

Sport: Auslöser von Asthma

Sputum: Siehe Auswurf

Status asthmaticus: Schwerer Asthmaanfall, der lange Zeit nicht auf Medikamente anspricht

Stethoskop: Hörrohr des Arztes

Steroide: Sie spielen im menschlichen Stoffwechsel eine wichtige Rolle. Viele Hormone, wie das Kortisol der Nebennierenrinde gehören zur Gruppe der Steroide. Im angloamerikanischen Sprachgebrauch wird der Ausdruck Steroide vielfach für Kortikoide verwendet. Siehe Kortison

Stridor: „Ziehendes" Geräusch bei erschwerter Atmung

Studien: Wissenschaftliche Untersuchungen, u. a. um neue Behandlungsverfahren zu erarbeiten

Superinfektion: Erkrankung durch Viren und Bakterien gleichzeitig

Subkutan: Unter die Haut (ins Fettgewebe)

Sympathisches Nervensystem: Sympathikus, Teil des vegetativen Nervensystems. Das vegetative Nervensystem reguliert unbewusste und vom Willen unabhängige Vorgänge, wie z. B. Herzschlag, Atmung, Darmtätigkeit etc. und setzt sich u. a. aus 2 Gegenspielern zusammen: Sympathikus und Parasympathikus. Der Sympathikus aktiviert den Körper und stellt Energie bereit. Der Gegenspieler Parasympathikus bewirkt Ruhe, Erholung und Schonung

Sympathomimetika: Auch Adrenergika oder Betamimetika genannt. Wirken bronchialerweiternd. In der Lungenheilkunde hauptsächlich Beta-2-Sympathomimetika eingesetzt. Schnell wirksame werden auch „Reliever" genannt. Lang wirksame werden in der Dauertherapie eingesetzt. LABA; RABA, SABA

Symptom: Krankheitszeichen

Syndrom: Umgangssprachlich Krankheitsbild, das sich aus dem Zusammentreffen verschiedener charakteristischer Symptome ergibt. Im engeren Sinne: verschiedene Krankheitszeichen, die auf einer einzelnen genetischen Grundlage beruhen

Sympathikus: Teil des vegetativen Nervensystems, erweitert die Bronchien

Symptom: Krankheitszeichen

Symptomatisch: Krankheitszeichen vorhanden

Systemisch: Im Gegensatz zu örtlich, lokal oder topisch; Behandlung durch Tabletten oder Infusionen über das Blut

Systemische Therapie: Behandlung mit Therapeutika, die nicht nur an der gewünschten Stelle des Körpers (topische Therapie) wirken, sondern überall dort, wo sie durch den Blutkreislauf hingebracht werden

Theophyllin: Atemwegserweiterndes und atemstimulierendes Medikament (siehe Medikamententeil)

Theophyllinspiegel: Er gibt die Konzentration von Theophyllin im Blut an. Nur wenn das Theophyllin einen bestimmten Wirkstoffspiegel im Blut erreicht hat, ist die bronchialerweiternde Wirkung vorhanden. Der Theophyllinspiegel wird durch den Arzt ermittelt (Blutuntersuchung)

Therapie: Behandlung

Thorakal: Zum Brustkorb gehörig

Thorax: Brustkorb

Topische Behandlung: Behandlung direkt an der Stelle des Körpers die behandelt werden soll (z. B. Bronchialschleimhaut). Gegensatz zu systemisch

Torwartstellung: Atemerleichternde Körperhaltung mit breitbeinigem Stand und Vorwärtsneigung des Oberkörpers und Abstützen der Hände oberhalb der Knie auf dem Oberschenkel. Die Finger sollten nach innen gedreht sein

Totalkapazität: Auch totale Lungenkapazität beinhaltet das gesamte Fassungsvermögen der Lunge an Luft. Siehe Lungenfunktion

Toxisch: Giftig

Trigger: Auslöser in Bezug auf Asthma

Triggerfaktor: Trägt zur Auslösung bei

Trachea: Luftröhre

Uhrglasnägel: Große gewölbte Fingernägel bei chronischen Lungenerkrankungen

ULABA: Sehr langwirksame Betasympathomimetika mit sehr lang anhaltender Wirkung (12–24 Stunden)

Ultraschall: Diagnostisches Verfahren zur mehrdimensionalen Abbildung von Gewebestrukturen und Organen des Körpers

Ultraschallvernebler: Gerät zur Erzeugung eines lungengängigen Aerosols zur Befeuchtung

Vagus (Nervus vagus): Teil des vegetativen Nervensystems, bewirkt (vor allem nachts) eine Verengung der Atemwege. Sein Gegenspieler ist der Sympathikus, dessen Wirkung durch Adrenalin vermittelt wird

Ventilation: Belüftung der Lunge

Ventilationsstörungen: Belüftungsstörung der Lunge durch Erhöhung des Strömungswiderstandes in den Atemwegen, durch Verschluss einzelner Bronchien oder durch Verminderung der Blähungsfähigkeit der Lunge und der Beeinträchtigung des Gasaustausches in der Lunge. Man unterscheidet zwischen

— Obstruktionsstörung: Erhöhter Atemwegswiderstand durch Einengung/Verlegung der Atemwege

— Restriktionsstörung: Verringerte Lungenvolumina durch geringe Ausdehnungsfähigkeit des Lungen-Thorax-Systems

Die Folge kann akute oder chronische Atemnot sein

Vegetatives Nervensystem: Unserem Willen entzogen und durch andere Sinnenreize (z. B. Schmerz, Angst) gesteuert

Viren: Kleinstlebewesen, die durch Antibiotika nicht im Wachstum gehemmt werden (z. B. Grippevirus, SARS-Cov-2; Rhinoviren)

Vitalkapazität: Größte Menge an Atemluft, die mit einem Atemzug ein- und ausgeatmet werden kann

Volumen: Inhalt

Zwerchfell: Wichtigster, großer, kuppelförmiger Atemmuskel zwischen Brust und Bauch gelegen.

Zwerchfellatmung: Sie ist die wichtigste Atmungsform und vergrößert den Brustkorbinnenraum durch das Tiefertreten des Zwerchfells und gleichzeitiges Anhaben der seitlichen Rippen. Die Atmung kann willkürlich vergrößert werden. Beim Schluckauf zeigt sich eine äußerst rasche Zwerchfellbewegung. Bei der Beobachtung der Atmung (Hände auf den Bauch legen) kann festgestellt werden, dass man entweder durch die Ausdehnung des Bauches (Zwerchfellatmung) oder durch die Ausdehnung des Brustkorbes (Brustatmung) Luft einatmet. Die Zwerchfellatmung wird durch die Bewegung des Zwerchfells bestimmt. Zwischen Brust- und Zwerchfellatmung kann man bewusst wählen

Zyanose: Blaurötliche Färbung, der Lippen, Schleimhäute und der Haut infolge eines Sauerstoffmangels oder schlechter Durchblutung.